經典中醫精要

傳承自黃帝內經的天人合一養生觀

李辛 著

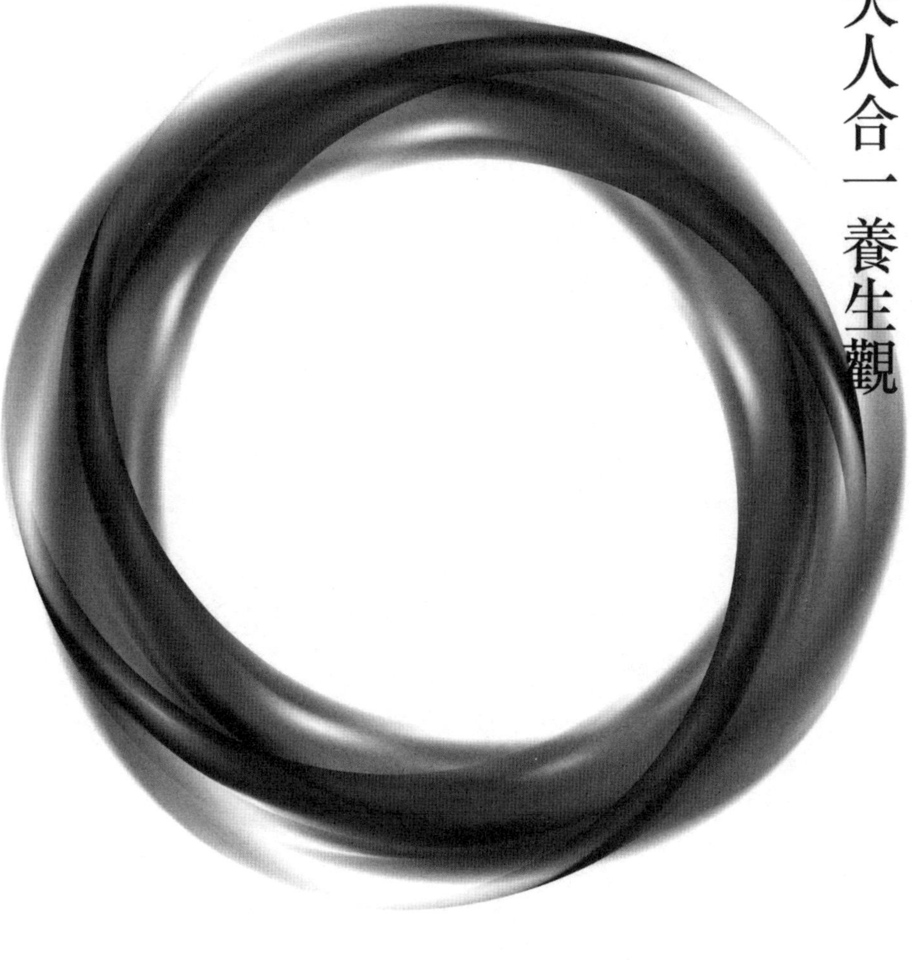

本書緣起

二〇一四年九月，李辛應邀在北京辛莊師範學校講授中醫啟蒙課程，聽課學員以對健康和教育感興趣的華德福儲備老師和華德福學校的家長為主。本書是在現場講課內容的基礎上改編而成。

本書講述了中醫的整體思維和學習方法，引導大家對日常生活、工作、人際交往等周圍的一切，進行感受、體會式的觀察和理解，培養學習中醫乃至各門學科最基本的感知能力。這種能力的提升，將幫助內化、整合我們曾經或將要學習的知識。隨著我們不斷學習、內化與整合，我們的意識、辨析力、理解力將編織成一張有序的網，能夠清晰過濾及感知所有流過我們「六根」的外在和內在世界的一切訊息。當我們神識清醒、心目打開的時候，學習將事半功倍。

人生在世，學無止境，願我們心中的美好嚮往，帶領我們去探尋身心一體的健康之路。每到此時，總會讓人想起雅克爺爺（仁表先生）的座右銘：要靜心、學習、服務他人。祈願大家心想事成！

彙編　孫皓

二〇一七年七月三十日

目次

本書緣起 3

第1章 精、氣、形、神：中醫眼中的人體

無形的生命力 10
只有變成豹，才能瞭解豹 12
中醫調整無形的層面 14
教育與傳神 16
學習用心 18
生命的開闔與互感 21

第2章 神魂志意魄：古人的心與今人的腦

先天的精神魂魄 26
後天的心智：志意思慮 30
古人的心態 32

第3章 天地—四時—陰陽—五行：生命的時空與節律

先天：合一與順道 36
另一種文明史 38
健康就是「平常」 42
治神 44
交感 46
心念回轉 48
知行合一的傳統文化 51
煩惱與鏡子 53
用心與用腦 55

第4章 三焦：人體的能量

生命的層次與發展 62
氣機第一定律：實則開，虛則闔 68

形氣神兼治與整合醫學 71
三焦虛實評估 73
本氣自病 77

第5章
氣機與開闔：正常狀態下，人體能量的運行規律
調理的大方向 82
知常達變與標本緩急 85
自癒的條件 87
心知肚明，不假思索 90
「正行」與「正業」 93
以我知彼 96
看古代經典與內在訓練 98
發明創造與天授神傳 100

第6章
病機與邪正：失常狀態下，人體能量的運行規律
病機與邪正進退 104
臨證用藥的思路 106
針灸與心念 110
慢性鼻炎的診斷思路 112
精神不要離開身體太遠 119
當壯士身處文明社會 123
自我康復的五種方法 126
萬病一法 129
調治慢性病的原則 133

第7章
經絡與穴位：能量解剖學
物質化的迷途 138
虛己的功夫 142
放下形象，體會神氣 145

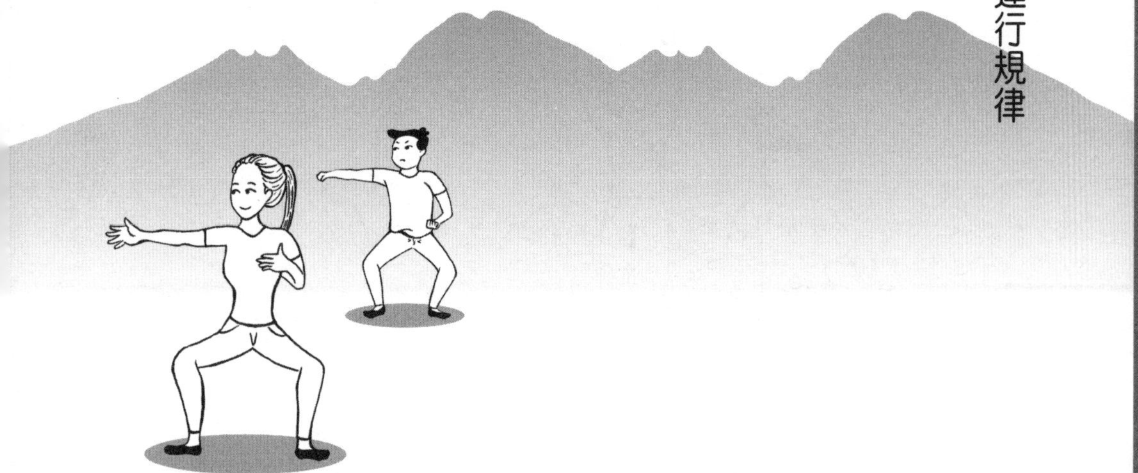

粗守形，上守神 149
不同的辨證體系，只是不同的工具 152
粗守關，上守機 154

第8章 針灸與按摩：能量調理的藝術

上工、中工與下工 160
脈法候氣 162
以外揣內，以我知彼 165
按摩的學習：神氣與力的交流 167
感應與因緣和合 171

第9章 導引與祝由：身心合一與神氣為用

導氣令和，引體令柔 176
移精變氣 179
上士聞道，勤而行之 182
祝福的力量 185
不急於填滿「空白」 188

第10章 氣味厚薄與開闔：神農時代的藥物觀，神、氣、形的借用

劉邦得天下的緣由 192
用藥如用兵 195
藥性與嚐藥 197
上藥、中藥、下藥 200
一切都是藥 203
資訊化治療 208
朱砂的治療原理 209
現代教材丟掉了什麼 212
超出醫學範圍的「邪病」 216
學習一切學科的共通規律 219
文明的歷程 222
針灸的補瀉效應 225
神交與氣交 228

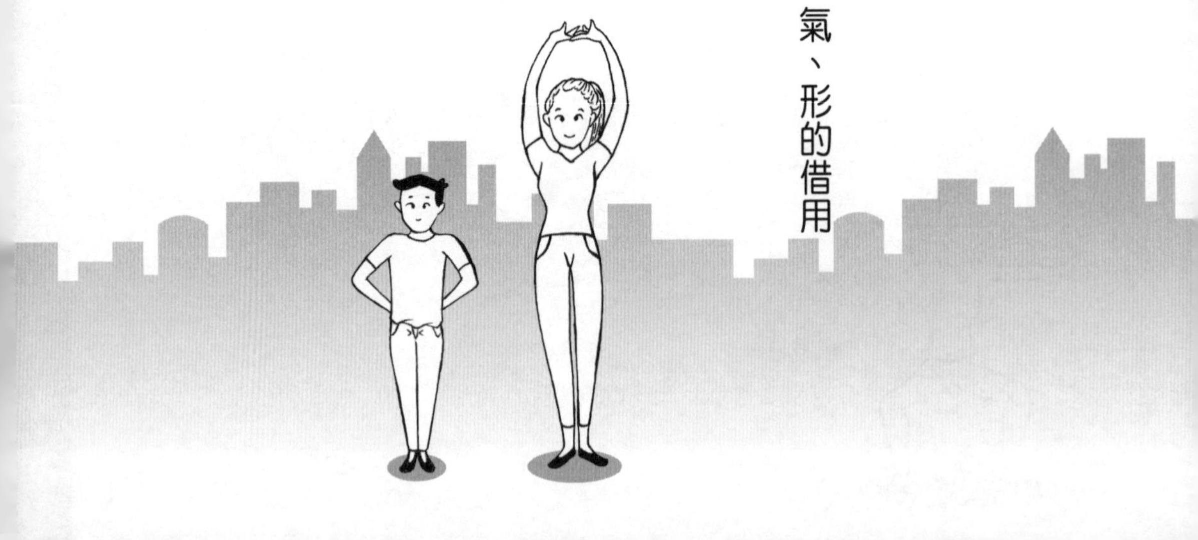

茶與藥，物與人 232
法天則地，寶命全形 236
無以形先，可玩往來 240
「精思入微」和「胡思亂想」 243
用心的習慣 247
本草的作用層次和布散方向 250
自適之道 254
生氣通天 257

第11章 望聞問切與感而遂通：超越感官的覺察力

望聞問切的重點是神氣格局 262
「四診合參」的過程 264
慧然獨悟與俱視獨見 268
以我知彼與特異功能 272
做到才是真的 275

第12章 道術與心物：傳統醫學的源頭、正脈與歧路

不期然的相遇 280
循心與循道 283
心中的蓮花與光明 285
無所滯礙，盡善盡美的醫道 287
人法天地，道法自然 291
寂然不動，感而遂通 293
如何深入學習中醫？ 295
附錄1：回歸本源 299
附錄2：經典中醫與現代社會 316
致謝 348
參與本書錄音聽打和文字整理人員 350

第1章 精、氣、形、神：中醫眼中的人體

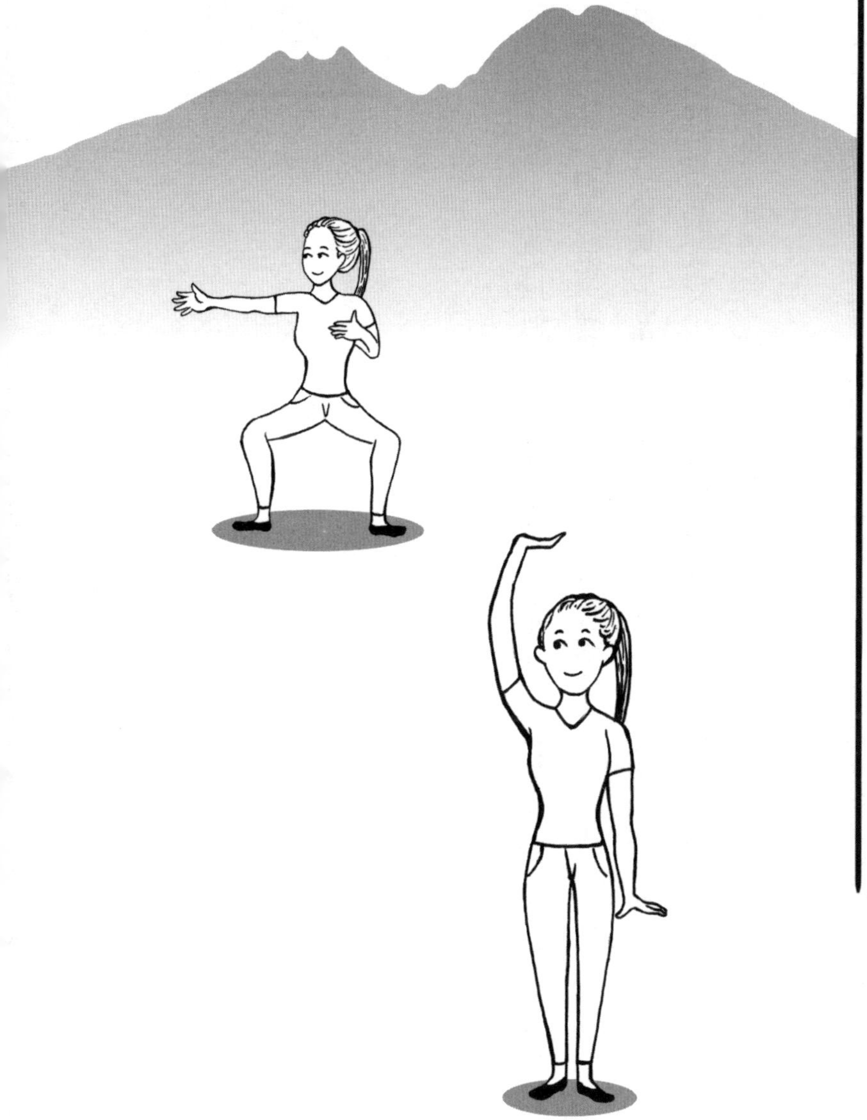

無形的生命力

無論我們學習什麼，或是以何種方式在什麼地方生活，最重要的是中醫和傳統文化常提到的幾個字：精、氣、神。這事關我們真正的滿足，或者說幸福。

「精、氣、神」是三樣無形的東西。現代的科學和文化，偏重於研究和學習有形的東西。最近幾百年，我們把自己的感受、思想和生活狀態，牢牢地跟某些有形的東西捆綁在一起。但這些有形東西的背後，其實有一個活潑潑的東西，可以稱之為「精、氣、神」，也可以稱之為「生命力」。

被稱為什麼不重要，因為某個東西一旦用語言表述，就容易被思想界定成一個有限的東西，而它完全可以透過我們的內心來感受。

我希望能從中醫的角度跟大家講一下這個部分，也希望大家從學習體驗無形的「精、氣、神」開始，慢慢體會整個傳統文化和身邊的一切。

中醫是傳統文化的一部分。幾千年來，中醫是一種實踐，既重視傳統文化和感受，又不脫離現實生活。

早些年，我有機緣接觸到魯道夫・史代納（Rudolf Steiner，編注：華德福教育創始人）的作品。他講到最重要的一點：人有心靈。這是教育乃至人類文化最重要的一點。任何一種文化、一個社會機構或一種社會環境，如果能夠重視人的心靈，能夠讓人的心靈慢慢地澄清、發展，就是一個能夠持續下去的文化、機構和社會。

雖然很多人對現在的中華文化有很多疑問，但是，這樣的民族擁有幾千年的歷史，延續至今，絕對不是偶然的。中國之所以能夠延續，並且正在重新發展，越來越生機盎然，正是因為那些內在的東西，始終在文化和生活中潛移默化地引導著我們，而近十年，傳統文化中那些關於精神和心靈的內容也重新受到重視。

只有變成豹，才能瞭解豹

為什麼叫「經典中醫」呢？最近十幾年，大家開始對中醫進行反思。雖然中醫的源頭在中國，但是最近一百年，尤其是最近三十年，從中國周邊，比如越南、泰國、日本、韓國，再到歐洲、美洲……幾乎全世界都在學習中醫。

全世界學習中醫都形成了兩種不同的方向。一種是用現代的觀點、現代的科學語言和研究方法，來論證、學習及運用中醫，比如做理化研究、藥物實驗、老鼠實驗。這個方法有它的用處，能加深現代人對中醫的理解，在某些方面也能加深臨床醫師對中醫的認識。

但是，這個看起來是「由外而內」、「由點到面」的方法，相當於透過外面的一根根管子來看一整隻豹，而這隻豹的全貌是什麼，只透過幾根管子是看不完整的。

那麼，怎樣才能知道豹的全貌呢？這個問題，我在學中醫的時候想了很久，那個時候流行什麼系統論、整體論。科學的觀點是多層次、多角度地用各種方法來看這隻豹。

按照中國古人的觀點，只有你變成了豹，才能瞭解豹。

中醫也好，傳統文化也好，要瞭解它，你必須變成其中的一部分。中醫學習、研究和實踐的第二個方向，被稱為「經典中醫」。

運用傳統的訓練方法，透過靜定提高醫者的精神穩定度、敏感度和專注力，這樣醫師就可能直接體會和感知到病人，乃至環境、草木的能量與資訊狀態。然後，以傳統的中醫思維和語言來表述與傳授。這是經典中醫的學習方法。

經典中醫和傳統文化經常講兩個字：本、末。

「本」是指主幹或說根的部分。中醫的發展有幾千年的歷史，任何一個文化的發展，都是從主幹慢慢延伸出來的。比如現在流行的很多中醫流派，單從針灸來說，就有日本針灸、韓國針灸、越南針灸，它其實是從主幹上發展出來的各式各樣的學派。

對學習中醫的人來說，面臨的困惑和大學生一樣：資訊量太大。如果你沒有掌握主幹，這些資訊看起來都是片段，互相矛盾、不好理解，都是不好用的碎片。這是學習中醫和傳統文化的一個共同難點，所以有必要把傳統中醫學習裡與主幹有關的基本概念講一下。

關於中醫的一些爭論，比如中西醫哪個好、中醫是否科學這類問題是現代人從「科學」這個角度去考慮的。「科學」這兩個字，倒過來是什麼？學科。當我們這麼來看科學的時候，就比較好理解。比如化學是一個角度，物理、數學也是一個角度，中醫也是一個角度。

在古代，宗教、藝術、科學其實是同一個東西，只不過是從不同角度去描述這個東西。我們現在所說的科學，只是這個時代流行的觀察萬物的一根管子而已，未來關於科學的標準還會改變。

中醫調整無形的層面

現在西醫學研究和實踐的領域，主要是在物質的、有形的層面，而中醫主要是在無形的層面。無形層面中，再分兩個部分，一個是「精神─資訊」層面，一個是「能量」層面。

西方的自然醫學也是如此，包括順勢療法、草藥療法、花精療法，還有西方的能量按摩法等，都屬於在能量、資訊層面工作的醫學。

最近幾年我常去歐洲，有機會接觸這方面的醫師和老師，他們和傳統中醫師一樣，也是基於能量和感受，有自己的傳承，打坐或者練功。

「精神─資訊」和「能量」，這兩個部分怎麼去體會？用我們的心和身直接感受。有形層面是用我們的眼、耳、鼻、舌、身去感受，而現代人加入了更多意識、邏輯和思想去分析。前面是單純的感受，後面加了主觀的東西。這是兩個不同的狀態。

中醫和西醫入手的層面不同，因此適合的病症也不同。比如要是骨折了，或者創傷大出血，得病部位很清楚，原因也很清楚，很明顯的物質層面，當然找西醫最快、最合適。

但是，更多疾病即使有很多症狀在肉體部分，原因卻不一定在肉體部分，而在「能量」或「精神—資訊」層面，比如人的心理、情緒、性格、家庭關係等，它被現代醫學稱為「心身疾病」。

這在現代心理學裡能夠瞭解到一部分，但在這個無形部分，傳統醫學要深刻、全面得多。還有很多病，有明顯的症狀，但西醫用儀器還檢測不出來。這種「無形層面」的病，還沒有發展到有形的肉體層面，是中醫擅長的。

春秋戰國時期，巫與醫正式分家，溝通天地自然的「巫」和治病救人的「醫」成了兩個不同的職業。但當時著名的扁鵲和之後的華佗、張仲景等名醫，都沒有忽略「無形層面」對人體健康的影響。

我們學習某種學問，要瞭解它是在哪個層次、哪個角度理解這個世界。**中醫，它研究的不僅僅是疾病，更是人的生命。**

人具有生命，有病的時候要治，沒病的時候要養生，最好長壽，能無疾而終。但大眾一般關注的都只是肉體層面，而調整生命的能量和精神層面，才是我們通往康復和健康長壽的途徑。

就像克里希那穆提（Jiddu Krishnamurti）說的，我們習慣於用已知去學習未知。大部分人只能用自己受限的意識和思考模式去學習新東西。

教育與傳神

人對世界的認識是如何來的？

從學習傳統文化來說，有兩套體系。第一套體系是邏輯思維，這個部分在中醫叫作「志意」；第二套體系是每個人都有的感受，還有直覺，這個概念有一個專有名詞叫「感通」、「感應」。

比如，《黃帝內經》第一篇裡的「昔在黃帝，生而神靈」。黃帝從一生下來就知道。我們有過這樣的經驗，比如去買菜，有時候賣家會推薦某種菜，說這個好，但你會覺得還是另一種更有氣，也許你不一定有「有氣」這個概念，只是覺得它「新鮮、好吃」，被它吸引了。

學習中醫或傳統文化，要注意這個部分。教育也是一樣，我在大學畢業後，做了兩年半的中醫老師，我的體會是「教育也是一種感應」。

老師把他所知道的東西，透過語言傳輸。語言不僅僅是用來給你思考和分析的，語言其實像是「資訊包」，裡面有資訊，有能量，有老師的心意和感受。這些東西借助了語言，直接讓我們接通了老師想傳遞的東西。

比如說我們品古代的書畫，最吸引人的部分是書畫中的神氣，詩歌等其他藝術也一樣。古人叫「傳神」。語言、文字、藝術、禮物、態度……所有東西都只是傳「神」的載體。

在所有的教育裡，老師透過各種方法，把知道的東西傳遞給學生，如果僅僅是去背誦、記憶，學生獲得的只是初步的瞭解。

如果老師對他所要傳授的內容，有直觀深入而長期的身心感受，並在社會生活、自然環境的實踐中體悟到，那就不僅僅是書本上的知識了，這裡面就有了鮮活的「神」。

進而言之，如果老師瞭解這些內容背後的規律，或者與無形世界的連結（古人稱之為跟天、地、大自然有接通），他就像一個 wifi 一樣，能幫助學生接通。

這種接通是超乎語言、學科、民族、國家的，就像東方和西方不是絕對一分為二的。西方不只有物質、邏輯，東方不只有心靈，沒有邏輯，其實東方和西方都有物質、邏輯、心靈。只是在不同時代、不同地區，人類的視角和關注點不完全相同而已。

學習用心

如果想學習傳統的東西，比如中醫、易學、人智醫學，那麼，你的感受能力和直覺是非常重要的。

當一個人用自己的感受生活時，是從內心出發，原點是自己，沒有錯位。但是，現在的教育卻試圖設一個統一的原點，它會在某個受限的範圍內，告訴你聖人是怎麼講的，老師是怎麼講的，書本是怎麼講的……尤其是現在的網路、朋友圈，每天都有各種各樣的資訊。如果我們沒有一個自己的原點去統合，最終會是什麼呢？有各種標準答案，但它們互相在打架。

所以相對而言，古人要活得簡單和直截了當得多。簡單到什麼程度呢？就像一隻貓碰到另一隻貓，互相看一眼，甚至都不用看，就知道對方能不能靠近，會不會撓自己。

如果人是這麼生活的，是什麼狀態？會不會很多事情就簡化了？人的問題是，他看到對方時，可能完全沒有感覺，對對方、對自己都沒有感覺。只是從現有的文化中學到了一些碎片，要準備玫瑰，在合適的地點送上玫瑰，要打一個這樣的結，形狀要美。假設對方收下，笑了是什麼意思？不笑是什麼意思？人容易陷入思考中，失去了感覺。

為什麼在上課一開始請大家靜坐一會兒呢？這是學習中醫的一個非常重要的訓練。比如我們剛坐下來的頭五分鐘，房間有些燥熱，有升浮動盪的感覺，有人進進出出，有點緊張；坐在那裡，自己的腦袋裡「轟隆隆」的，這個房間裡所有人的腦袋都「轟隆隆」的，好像有一股一股的力量在衝擊，有這種感覺嗎？到後來，慢慢地、慢慢地……就像灰塵都掉了下來，整個空間慢慢安靜下來，氣就平了。

剛才有一架飛機從我們上空飛過的時候，房間裡特別安靜，不那麼燥，也不那麼熱了，氣有點闔住了。這個時候大家有點坐得住的感覺了，是不是？但這個過程只有一、兩分鐘，然後大家又開始思想了，坐不住了。

中醫說的氣、神，這些無形的東西，是沒辦法用語言表達的，你能感覺到，就明白了；現在還感覺不到也沒關係，一直都有機會。

萬事萬物，外在的一切都在變化，我們的思想、情感和身體的感受也一直都在變化。我們始終都處在變化當中，不會止息。只要我們活著，有心，就有機會去感受萬事萬物。

現代人容易出現的問題是什麼呢？我們去求一個東西、一個人或一件事，或者關注一個明星，念念不忘。我們總是不停地看這個、看那個，或者不停地講話，不停地做事。我們以外物為原點，那就會失去對當下的自己和周圍的感受。這個狀態在中醫叫什麼呢？是「形神分離」。

剛才打坐安靜的狀態是什麼呢？是《黃帝內經》說的「形與神俱」，或者「身心合一」。不管是學習中醫、武術，還是書畫，都說要下工夫。工夫不是一個很玄的東西，工夫、工夫，什麼意思？第一要花時間；第二要做功，其實是用心。

我們從小到大會學很多東西，也會經歷很多東西，我們用心了嗎？比如豬八戒吃人參果，吃得很快，但沒嚐到那個味道。談戀愛，一定要用心的，對不對？不用心就談不下去了。

不要小看這個話題，我們活到現在，有多少時間是用心的呢？想一想最近三次跟自己的父母講話聊天，有沒有用心？如果你沒有用心，那個時段就沒有活著。如果一直都不用心，就會失去用心的能力。失去這個能力，心就被丟掉了，丟掉以後，再想去學什麼都沒有用了，學現代科學也學不好，學傳統文化就更不要想了。

學習中醫、武術、打坐、站樁、琴棋書畫……都是讓我們練習用心，訓練用心的能力和習慣。養成一個什麼習慣呢？不要讓自己處在一個散亂分心的狀態。無所事事的時候就玩電腦或手機，就是一個散亂的狀態。

不是不可以玩，我也玩，但還有一個覺知在，知道這個時候自己已經散亂了。沒有覺知就很可怕，不知不覺中就會越來越散亂，失去某些重要的能力。

生命的開闔與互感

現在，我們來談無形的「精、氣、神」和物質化的「形」。

在中醫眼中，人的肉體只是一個杯子，重要的是內容物。中國人非常重視內在，重視精、氣、神。精神、魂魄、志意、氣勢、膽略、心量、氣魄，還有氣血、氣機格局……這些全都是無形的東西，或者說一個人的軟實力。

學習任何一個學科，首先要瞭解這個學科研究的對象和涉及的範圍。中醫不光考慮治療疾病及養身，這只是肉體的部分，它也考慮精神和能量的部分。

中醫眼中的人體，跟現代科學眼中的人體最不一樣的地方，是注重觀察和研究生命的大背景。這個背景大家應該很熟悉，就是四個字：「天人合一」，或者「天人相應」。它是把人的健康與疾病，放在一個很大的時空架構裡思考。

舉個例子，我住在江蘇，來上課前在上海住了一個晚上，沒睡好。我住的是浦東新區的張江高科，旁邊有很多軟體發展園區。上海在中國東面，和北京相比是南方，又是大城市，整個上海的氣是什麼特點？東南方的氣是往外開的，溫度還比較高，大城市的氣又是升浮躁動的，所以我在上海沒睡好。

昨天來到辛莊之後，感覺這裡土地的氣還很厚，收得住，而且氣溫比上海要低一些，涼降，容易闔，結果今天一覺就睡到七點半。在過去的一個月，我在江蘇五點就醒了。這就是地域和環境帶來的「開闔」。

對於一個小小的人體來說，環境的溫度、土地的狀態、氣候的變化，是一個大的場域，而這就像是全球的經濟形勢一樣，是一個很大的力量。身為個體，就像是一個小公司，當全球經濟都在往上走的時候，小公司就跟著往上走；當全球經濟都下滑的時候，小公司也往下滑，這個就是天人相應。

再比如，同樣經濟都下滑，那麼，什麼樣的公司更容易倒呢？第一，資金量不夠，對應人體就是身體比較虛，能量不足；第二，內部管理不善，進貨的品質有問題，或者是銷售管道沒做好，公共關係也沒理順，這個在人體來說就是經絡或五臟六腑堵塞，內外、表裡接通得不好；第三，也是最重要的一條，就是公司領導者不是一個明晰穩定的人，這樣的公司很危險，對應人體，就是「神」不定。

這是中醫判斷健康與否的三個基本點：就是「資源有沒有」、「管道通不通」、「神定不定」。

什麼樣的人容易生病？很簡單，不能跟著這個大形勢共進退的，或者沒有資源，跟不動了的。這跟打牌一樣，對吧？像周星馳的電影《賭王》裡演的，一下注就是幾千萬，要跟著賭得有錢，沒錢就跟不上了。

為什麼換季的時候，老人容易生病呢？這代表資源不夠了。為什麼現代年輕人也容易生病呢？因為小公司管理不善，提前把自己的資源消耗掉，提前衰老了。

在中醫看來，不管這個病叫什麼名字，甚至還沒有取名字，都不重要，它看的其實是這個無形的東西：資源（有沒有）、管道（通不通）、神（定不定）。

「開」就是把錢花出去，錢是什麼呢？就是我們的「精、氣、神」，就是我們的氣血。它從人的精神和肉體能量上能反映出來。

「闔」是什麼？「闔」就是能量收回來的狀態。在自然界中，冬天是闔，晚上是闔，人體也是順應這樣的節奏，這個叫天人相應。所以《黃帝內經》有句話「**與萬物沉浮於生長之門**」，很美吧。

在夏天的傍晚散步，能看到空中有很多小蟲子，一團團地在飛；潮悶的時候，你能看到湖裡有千萬條小魚浮在水面上呼吸，小嘴一張一張的。人也是在這樣一個能量的海洋中，與這個宇宙一起共振，其實世間所有的一切都是這樣。

這個過程中，每一個人的能量，每一個人的思想，以及所有有形、無形、有生命、無生命的一切，它們的能量和資訊都是在互相地連通交流，這個就叫做「感應」。

那麼，在肉體層面，比如我們被病菌感染了，或者受傷了，這些都是看得見的有形層面。而無形層面呢？比如思想，或者像快樂、悲傷的情緒，這些無形的資訊場，它也會傳播和影響我們。

南懷瑾老師的書裡經常提到兩個字：精微。有形的物質，其實是一種比較粗大的東西，我們要嘗試去體會一些精微的東西。

我們學習中醫，不僅僅是學習理論思想，還要把我們的感受打開。

前幾年網路上流行一句話「一個從來不仰望星空的民族，是沒有希望的民族」。仰望的是什麼東西？大家仰望過嗎？看過不同的星星嗎？體會過它們的不同嗎？你能分清楚哪些是你的感覺，哪些是你的思想嗎？這些問題大家要想一想。

第2章 神魂志意魄：古人的心與今人的腦

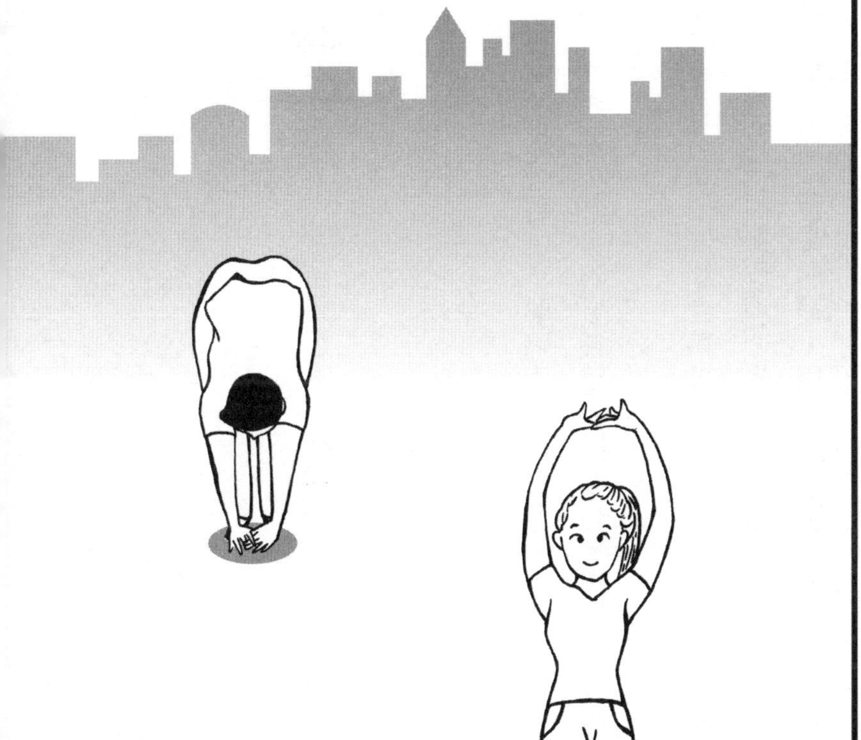

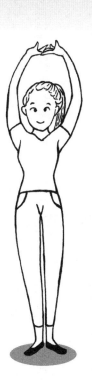

先天的精神魂魄

在學習理解古人的思想時，不要陷入具體概念或者表述方法裡，然後用邏輯來排列對比這些概念的不同。我們要小心，不要被這些限制住。現在不少學院式的理論研究，都是在概念和表述方法上比較差異。

《黃帝內經》裡有句話：「智者察同，愚者察異。」有智慧的人，會從不同的觀點、概念和表述方法中，去找背後那個相通的東西。

關於精、氣、神，在《黃帝內經・靈樞・本神篇》裡有一段話，講人的生命，以及人和大自然的關係。

原文是這樣的：「天之在我者德也，地之在我者氣也。德流氣薄而生者也。故生之來謂之精，兩精相搏謂之神，隨神往來者謂之魂，並精而出入者謂之魄，所以任物者謂之心，心有所憶謂之意，意之所存謂之志，因志而存變謂之思，因思而遠慕謂之慮，因慮而處物謂之智。」

這可以分成四段來看。第一段，講的是一切生命的開始。「天之在我者德也，地之在我者氣也。德流氣薄而生者也。」生命的源頭，來自天地賦予兩種不同的能量：德與氣。

第二段，人的生命，「故生之來謂之精，兩精相搏謂之神。」生命的根本是精。父母兩種不同的生命力合在一起，它產生了「神」。人的生命是這麼來的。

就傳統觀念而言，人的生命不是簡單的物質組成——卵子和精子，它有一個靈魂或神。這個觀點和印度的阿育吠陀醫學是一致的，所有的傳統醫學都會重視這個部分。

比如現在做試管嬰兒，找到健康的卵子，讓它受精、著床，這些是有形的部分。另一個重要的部分是，母體的能量狀態和精神狀態，這是中醫最關注的部分。

第三段，「隨神往來者謂之魂，並精而出入者謂之魄。」魂魄是什麼東西呢？我讀研究所時，論文就是專門研究這個問題，當時查了很多東西方和古代的文獻。商周時代，「招魂復魄」是國之政事，就像現在，各個國家都把「招商引資」當作基本國策。我們的文明從無形慢慢發展到有形。

按現代的語言來說，比如當人睡著的時候，他的一些生理功能，比如呼吸、心跳、血壓還能夠自動運轉。睡著之後，如果有人拿針扎你，身體本能會跳起來。還有，剛出生的小嬰兒，不用教就會吃奶。自然界的小動物自然就會抱住媽媽，或者一生下來就會跟著媽媽走。這些不需要經過腦袋思考，不經過意識，偏重於肉體部分的生物本能，是「魄」。

什麼是魂？比如古代的一些故事會提到，還有道家也這麼認為，如果一個人做夢，是他的魂出去遊蕩了。再比如，你想念一個人（或者事、物），一直想一直想，你的魂就不在自己這裡了。這就是魂縈夢牽，失魂落魄，魂魄不在自己身上了，這樣的人身體不會好。

這幾年，我治過一些喜歡收集古董的病人，比如說收藏玉器。我們知道，現在市面上很多古代的玉器真品，有不少是墓裡的陪葬品，陪葬品都是主人生前摯愛之物，隨身攜帶的。快樂的時候摸一摸，痛苦的時候也摸一摸，臨死也放不下。這就變成了「神氣所注」，精神魂魄所依附的場所。有些古董帶有一些特定的資訊。

過去在農村，有的小孩子身體很差，睡覺也不安穩，容易害怕，很瘦弱，這些問題有很多原因。其中一個原因是他的魄或魂不足，神氣聚不起來。有的是因為受到驚嚇，魂魄散了。

什麼是神氣聚不起來？先舉個聚起來的例子，比如有的人好像能夠把大家聚起來，大家都願意靠近他，因為他有能量，能形成一個中心，就好像太陽是太陽系的中心一樣，那首先是太陽有足夠的能量啊。有的人沒有能量，容易被外界影響，東飄西飄，魂魄弱的小孩屬於這種情況。

怎麼聚？古代經典裡有「招魂復魄」的方法，比如孫思邈的《千金翼方》裡的祝由科（編注：「祝」指「咒」，「由」指病的原由，使用符咒祈禳來治療疾病的方法）。

再比如，中醫會用琥珀來治療神散的病人。

琥珀是松脂球的化石，蟲琥珀是蟲子被松脂包起來的化石。它有一個生命體被包在裡面，然後在地底下經過百千萬年形成的。因為它裡面有一個生命體的資訊，把琥珀給神散的孩子就會有用。《本草綱目》記載它有「安五臟，定魂魄，殺精魅邪鬼……」、「物象珀其內自有物命，入用神妙……有蜂、蟻、松枝者尤好。」

再舉個例子，以前在某些農村有這樣的風俗，會給孩子做一件百衲衣，找不同的人家，每家要一塊布片，合起來做一件衣服。懂的人，知道要找好人家、善人家、有福的人家。因為過去有句話叫「積善之家必有餘慶」，積善的人有福德，這是一種好的資訊。還有個老風俗是穿健康聰明的孩子穿過的衣服，也是一樣的道理。

這個精神魂魄的部分，屬於意識之前的東西。幼小的孩子、動物或是蟲子、花草，他們的生命主要在那一層面運行。

第四段，「所以任物者謂之心，心有所憶謂之意，意之所存謂之志，因志而存變謂之思，因思而遠慕謂之慮，因慮而處物謂之智。」

如果說前面的「精神魂魄」有點像心理學的「潛意識、種族意識、生命意識」，這一段就是顯意識了。

後天的心智：志意思慮

「所以任物者謂之心」，我們用來認知外界的東西是心；「心之所憶謂之意」，這是意向，或者回憶；「意之所存謂之志」，持久而堅固的意向，需要實現的，會引導我們的生命力走向的，叫「志」。

比如我喜歡一個東西，剛開始，這只是一個意。每天升起的意向是無數的，我喜歡這個，喜歡那個……飄起來的念頭，馬上就過去了，我們沒打算一定要抓住它，這就是「意」。

但是，我喜歡這個人、事、物，想抓，哇，我太喜歡這個了——這個飄忽中的「意」，就固化為「志」了。

古人重視立志。什麼叫立志？立志就是牢牢抓住想要實現的意願。志有小有大，會把我們引到不同的方向。

在中醫來說，不同的「志」，它所帶給你的能量運轉模式是不一樣的。

「因志而存變謂之思，因思而遠慕謂之慮。」思考如何實現，然後思考的維度脫離當下，進入過去未來，他鄉遠方，這是「慮」。

「因志而存變謂之思」，假設某人喜歡吃漢堡，這是「意」。他一定要每天都吃漢堡，這就是一個小小的志向了。這就引來了一個問題，如何才能每天吃到漢堡？他得去賺錢買漢堡，或者乾脆開一家麥當勞吧。這就是「存變」的思。

然後，他跟誰合作？在哪裡開？怎樣才能發展連鎖店？十年預期收益多少？「因思而遠慕」，這樣就一步步想得越來越遠，這就是人的後天意識活動。

中醫裡有一個說法叫「先天與後天」、「元神與識神」。《黃帝內經》說：「**所以任物者謂之心**。」前面部分的「精神魂魄」是「先天」；後面的「志意思慮」，就是後天。

所謂「先天」就是人的生命還沒有被後面漸漸產生的意識所影響、干擾。比如一個三個月大的小孩，餓了就吃奶，他不會想要換個牌子、弄點咖啡，再撒點肉桂粉，最好聽著帕格尼尼的音樂來喝。這就是先天和後天的區別。而且他吃的時候不會帶著很多回憶，不會帶著很多思想，也不會帶著多餘的情感。那麼這些多餘的東西是什麼呢？古人叫「染汙」，也就是後天的識神。

古人的心態

植物、礦物、山河大地，都是有靈魂的。《魔戒》（*The Lord of the Rings*）是一部很好的電影，它幫我們普及了傳統文化的某一部分，它讓我們知道萬物有靈，不同的山、不同的樹、不同的水都有各自的思想。

書本上說這是遠古人民的一種樸素的唯物主義思想，這就把一個非常豐富的東西給概念化、局限化，變得沒有生命了。然後我們就不動腦筋地下結論，因為很多概念比較順溜，像漢堡一樣吃起來很快、很方便，就接受了。

人是非常懶的。後天的心智是一套精密的程式，凡是不需要自己用心觀察、體會、感受的，只是在概念、理論、學說上動腦筋的，我們就會吸收得很快，而且不假思索、理所當然地確信不疑。

需要我們用心體會的，就不太容易傳播。所以，從古到今一直有這樣的觀點：人類的精神其實在退化，因為人的內心在退化。

所以，傳統文化裡講到「先天、後天、元神、識神」這幾個詞的時候，我們未必需要去學太多相關的理論和概念。

因為中華文化有一個重點，就是所有的知識、所有的理論是讓你用來生活的。它不是為了創造一個思辨，然後去喚醒眾人，或者讓大家跟你學，招攬一點影響力，不是這樣。中國古人的哲學就是他生活裡可以時刻感受當下可用的那個東西。

哲學，作為一個概念，是西方的觀點。中國其實沒有哲學這個概念，因為西方的哲學是思辨之學，是心智—頭腦的後天作用。

而中華傳統文化的重心是「知行合一」。生活就是一切。知道概念和學說不是真知，那都是二手的無源之水。

所以學習傳統文化，有不少人會找不同的概念和各種書籍的不同解釋做對比表格。不少邏輯型學生非常刻苦努力，但未必真能學進去。

學中醫，我的建議是看原文，盡量不要急著看解釋，甚至不要急著求看懂，而是要求感受。

古代人寫書是非常小心的。第一，因為律法比較嚴，若不小心會掉腦袋；第二，古代人敬天，不敢輕易造做一個東西。憑著自己的「志意思慮」造出來的東西很可能是異端邪說。

比如現在的中醫界，最近幾十年大家都喜歡創新，寫經過多少年努力，某人終於創造出一套方法或發現了一個理論，然後稱之為「某某療法」。

古代人不敢這麼寫，古代的書，常常有前言或跋。大意是：上天有好生之德，聖人承接上天之道，不忍心萬物毀壞，生靈塗炭，所以我這個卑微的蠢人，就勤求古訓、博採眾長，然後我很小心地體會這些萬事萬物細微的變化，希望自己能體會到萬物自然之理，以及往古聖賢的清靜用心，不至於汙衊了原意。經過多年的摸索實踐，我覺得這些東西是有效的，現在把它寫下來告訴大家。

然後再三致歉：我實在是一個非常愚蠢、非常無知的人，如果有錯的話一定是我錯，古代聖人和上天的這些東西有幸讓我接觸到，希望我沒有誤解。

古人的心態就是這樣。

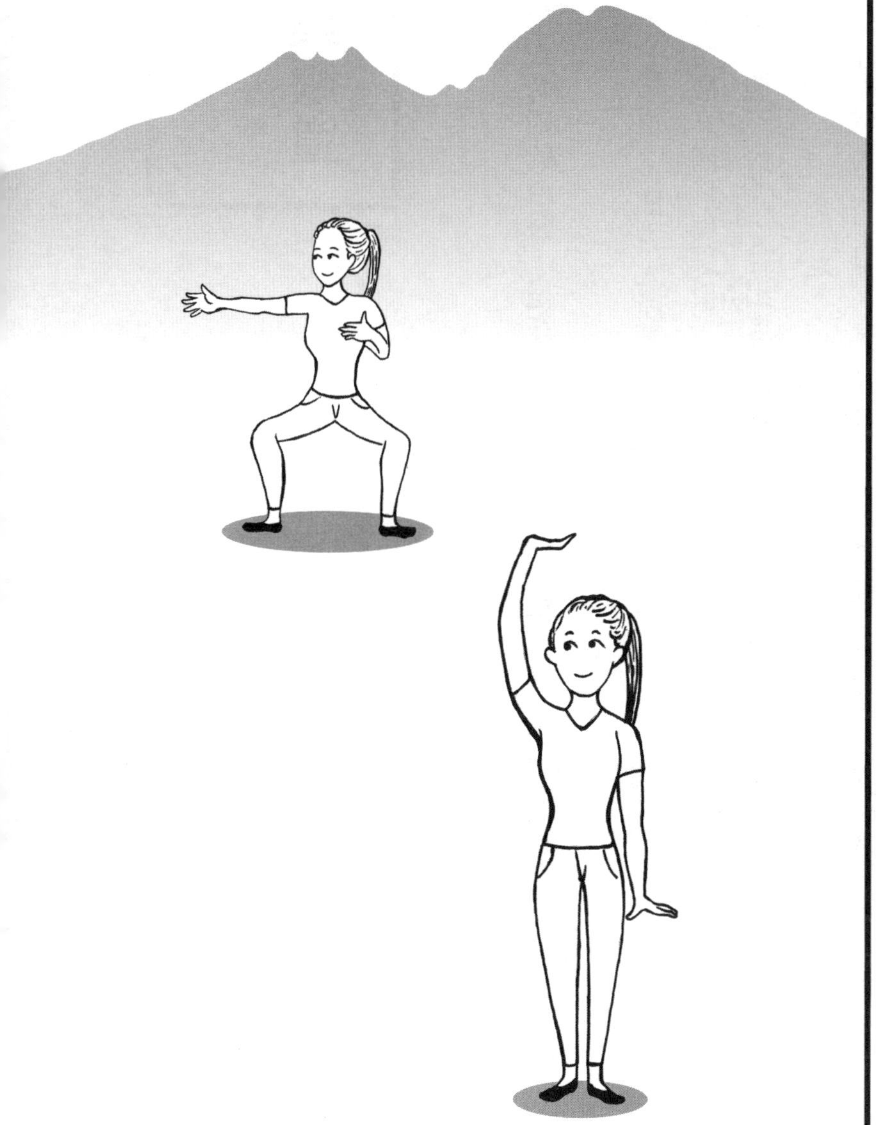

第3章 天地—四時—陰陽—五行：生命的時空與節律

先天：合一與順道

傳統文化或者傳統中醫，是在一種與大自然、他人以及自己的「合一」、「順道」的體驗中產生的。

「合一」、「順道」，即古人所謂的「先天」的狀態。

這是什麼狀態？即形與神俱。

如果形神長期不合一，會出現什麼情況呢？形骸獨居，這是個比較文雅的詞，難聽一點就是「行屍走肉」。

所以，在古代來說，一個人是否健康，絕對不是透過檢查儀器這麼轉一圈之後，查出來異常就是有病，沒檢查出來就是沒病，不是這樣的。古代的標準非常嚴，按它的標準，我們都有病。

第一個，「神」不全。不要說我們這些大人，現在很多小孩的神都不全。孩子不要過早開發這個「神」，不要過早取出這些正在自然壯大的寶藏，這會導致小孩神不全，或者神散。

下班的時候，你觀察地鐵裡來往的行人，全都是神散的。神散的時候，人會失去自我的覺察力和控制力。你們有沒有體會？我有體會。當我神散的時候，拿著手機就放不下來了，被吸住了。

人要務本，你的神和形在不在一起？這是最基本的。心為物役、心身分離，成為現代人的常態。我們能不能時時留意到，不要一直停留在後天的分離狀態？能不能回到先天？我們一直在用腦，有沒有可能回到少用一點的狀態？多一點用心，生活中多一些聚精會神。

為什麼呢？因為當我們在這個狀態，或者靠近這個狀態的時候，神才是聚的，才能看清大盤的漲幅，能跟上而且不會走錯路。

這個大盤在中華文化裡叫什麼呢？叫「天道」。在古代，君王叫天子。所以詔書裡都要寫「奉天承運，皇帝詔曰」。運是什麼東西？運就是運氣，在中醫裡叫什麼？五運六氣，就是指天地之氣的節奏和變化規律對地球的影響。

另一種文明史

前面講過元神和識神，它們統稱為「神」。「元神」是靈光，是神先天的那部分，「識神」是透過後天教育和訓練強化並發展，具有思維能力。後天的識神過強，先天的元神就會弱。

這次，我們把神當作天平的中心，左邊放魂魄，右邊放志意。左邊是先天的自然生物本能，右邊是後天的社會意識文化，它們也是天平上的一組。

我們的一切社會生活，是由志、意創造的。而這個社會生活又在創造和加強我們的志、意，就像網路正在創造新的社會和更新人們的想法。

從文明史來說，按照中國古代的一些神話，這些線索可以這麼來想像，最開始的時候是「混沌」，與萬物沉浮於生長之門，也像《聖經》裡說的，最開始一切都沒有，後來上帝說要有光，然後有天地，有人。

人和萬物有什麼不同呢？人在形成自我意識之前和萬物是一體的，就是混沌狀態，還沒有自我。吃了「蘋果」之後，就有了自我意識。

說到人類文明，文明是人類意識的發展，但是發展過度又會變成致病的原因。

《黃帝內經・移精變氣篇》記載：「黃帝問曰：『余聞古之治病，惟其移精變氣可祝由而已。今世治病，毒藥治其內，鍼石治其外，或愈或不愈，何也？』岐伯對曰：『往古人居禽獸之間，動作以避寒，陰居以避暑，內無眷慕之累，外無伸宦之形……故毒藥不能治其內，鍼石不能治其外，故可移精祝由而已。』」

當人生活在自然狀態，與大自然的變化合一同遊時，就是在伊甸園裡。那個時候不需要針灸和藥物，因為病邪不會走得太深，只是神氣有些變化，一時調不過來，所以「移精變氣，祝由調神」就可以了。現代人很難獲得這個層次的經驗，在美國的印第安人、中國的藏民和道家修練族群中還可以遇見。

如果按照這個原則來看人類的歷史，那會是另一番面貌。

第一代人，天人合一，是感通的。那個時候，每個人都是與天地精神、與萬物相感通。每個人都是巫師和精靈，就像電影《阿凡達》（*Avatar*）裡所描述的。

到第二個階段，人有了自我意識，有了「我」，也有了你，就有了主觀、客觀、黑白、對錯，分離開始了。

這個階段，人就開始退化了，因為有識神了，有志意了。

為什麼我形容成天平呢？後天志意的作用很強時，先天的魂魄精神就可能會失衡，一定要注意這一點。

古人是這樣講的：「天地初開，一切皆為混沌，是為無極，無極生太極，太極生兩儀，兩儀生四象，四象生八卦，八卦化萬物……」或者說，「道生一，一生二，二生三，三生萬物。」都是同一個意思，形容從混沌到分裂的過程。

到第二個階段，就開始有巫師了。所以，在商周時期，有大量的祭祀活動。我讀研究生的課題就是關於中醫的「魂魄與志意」。文獻裡記載，商周時期以招魂復魄為國之政事。什麼意思？

「招魂復魄」是跟天地相感通。但那個時候招魂復魄已經專業化了，只能由巫師來完成。那個時候的巫師，既是巫師又是祭師、國師，還是醫師、科學家。所以，在黃帝跟蚩尤大戰的時候，他們呼風喚雨，還發明了指南車。我們可以透過這些神話，去看背後的文化形態。

後來，人類的意識漸漸擴張，社會形態由「順應自然，合乎天道」，漸漸變成「王的盛宴」，王越來越多，巫師越來越少了。

最後，文化出現了。有兩種文化，第一種是各國的傳統文化，延續的是傳統和天道，教導後人「不妄做，毋妄行」，推崇道、德、仁、義，向內看，回到源頭。中國的儒釋道、文武醫、琴棋書畫的目的都是這個。

另一種文化，是少數人自以為是，自己拍腦袋想出來的。偽文化開始了。

因為王的志意擴張太多，王更喜歡自行其是，想出去打獵了，巫師說，今天不適合「殺」，這段時間要靜心吃素，得吃七天。有的皇帝可能會覺得這巫師礙手礙腳的，老是拿上天來阻礙他，不准他做這做那的，就找個機會把巫師殺了。殺了巫師，皇帝就自由了，可以天天打獵馳騁，喝酒吃肉，做想做的事情。但總得有理論依據，得讓別人相信他還是跟天通的呀。所以後來的皇帝詔書裡都會寫上「奉天承運」。

文化強大之後，人類自信滿滿，自說自話，慢慢忘了自己從哪裡來的，天也忘了，地也脫離了，人們被自己蓋的房子包圍起來。人類開始學習上一輩人的經驗和文化知識，再也沒有機會直接去和天地間的自然萬物往來玩耍了。人就變成文化再創造的產物了。

這是第三代人。這個時代，古人叫「天人途絕」。然後人間以「智力相雄矣」。大家都鬥智鬥勇，憑的是後天的志意偏力和血氣之用，文化、偽文化成了外包裝。

你想想，這一晃悠就五千年過來了，到了現在，鐘啊、樓啊造得越來越大了，知識文化，在古人來看是個二手的東西，現在變成了出廠上市前必裝程式了。

這是第三階段，我們是兩種文化再創造的人，二手的人。

健康就是「平常」

現代人社會生活太豐富，脫離了自然的節奏，本能就比較差，在中醫來看，這是一切疾病的最大原因。

整個天地間的萬事萬物，就像是一個巨大的交響樂，如果你是其中的一個演奏者，跟不上，是不是要給踢出去？生病了，其實就是給老天踢出去了。

所以，病在古代叫做「失常」，病因叫「失節」，或者「失勢」。

那什麼叫健康呢？健康就是「常」。

健康不是說你臉色紅潤，精神飽滿什麼的，不是這些東西，也不是肌力多少，心跳多少……

「常」是什麼東西？與自己、與大自然、與社會、與這個大千世界處在相對和諧的關係中。能跟著大自然的節奏玩，這是最重要的一點。

天氣熱，別人都出汗，你也能出出汗；別人走兩個小時不累，你也能走得動。但如果別人都怕冷，你還覺得很熱；別人都睏了，你半夜三點還睡不著覺，其實已經開始跟不上了。

如果你還覺得自己是健康的，這已經病得不輕了。

中醫眼中的病有幾個階段，第一個階段是「神」病。

神散，神不定，注意力不集中，這是一種。

敏感，容易被外界引動，動心、動情、動慾，自控力差，這是第二種。

平常生活中，睡不好，易驚醒，怕吵，怕黑，怕鬼，這是神弱。

神病嚴重了，形神分離，心口不一，表裡衝突，你跟自己不在一起了，言不由衷，甚至喜怒哀樂發不出來，或者發之太過。

比如說，現在很多綜藝節目都屬於「太過」，目的就是渲染、挑動情感爆發，製造癡迷粉絲，容易亂神。

還有「不及」。你該高興的時候卻要壓抑一下，習慣了，就真的高興不起來了。

太過，不及，都是失常。

「當其時而無其氣」，也是失常。該高興的時候突然哭了。原本是傷心的，卻強迫自己堅強，現實生活中有很多這樣的情況，這是反常。

什麼是健康？健康就是「平常」，還有「中和」。

所以，學了中醫就知道，「祝您天天平常」是最大的祝福。

成為一個平常人，基本上就是賢人的水準了。

跟天地這個大的交響樂一起走，走得平常中和，這是健康的標準。若不能跟著走，你的神、氣、形都會衰弱，就容易生病。

治神

疾病先是從生命無形的部分，即從精神、資訊的層面開始出問題；第二個階段，到氣的部分，能量格局和運行規律發生紊亂；第三個階段，到有形的疾病層面。

就像現代社會，國家出一項政策，就是把一個念頭變成了一份檔案；接下來，社會的文化取向、資金流、資訊流、物流都會跟著變化，對不對？這就是第二個層次；然後有的企業發展起來了，有的企業就要生病了，慢慢再作用到具體每一個人。

所以，如果一個人得了很重的病，絕對不是某種單一因素引起的。雖然看起來都是突然發生的，但背後花了五年、十年，甚至是三、四十年的時間來累積這一個病，一點一點，沿著「精神—能量—形體」的次序擴展、固化。最後，所有的層次都出現問題。

在遠古時期，對於神的層面有特定的治療方法。像扁鵲、華佗、孫思邈這些大醫，他們既是醫師，又是有修行的人。因為他們有修行，能體會到無形的層面，能夠與這個層面交流互通，在合適的節點來調整這個部分。這樣的中醫，具有「治神」的能力。現代社會中還隱約保留著有這種能力的醫師。

其實我們平常也能見到大家習慣用的某些「治神」方法。比如，我們有煩惱、疑惑、糾結時（這還處在疾病的第一個階段），有的人可能會到宗教場所去嘗試化解問題。

二〇一四年春天，我們在法國南部的一條天主教徒的朝聖之路上走了將近一個月。西方的教堂是針對大眾的，用來教化和接引大眾，給人們一個回歸和靜心的機會。在古代的大教堂裡，有一個區域是留給需要面對自己和至高者的人的。

徒步過程中，我們在修道院住過。修道院是教士自己修練的地方。他們告訴我，神父也分成幾種，有講課的神父，也有修練靜心的神父，就是修士。透過修練，學習作為卑微的聆聽者，聆聽至高的聲音，來自本源的啟示，純潔人的心。

交感

扎針的時候，這根針插在你身體裡，你的身體既不能吸收它，它也不會像冰棍兒一樣融化，並沒有任何物質成分進入體內，那它怎麼來幫助你呢？

它能幫助我們改變能量路線上的流量、流速。就像一個交通警察，北京三環堵得最厲害的時候，可能得安排三個員警來疏導，那就是三根針。京承高速路口放一個員警，那就是扎一根針，這根針放在那裡就是一個引導的力量，調節流量、流速。

「交感」的含義大家要去體會，現代人熟悉的是物物交換，你給我一個桃子，我還你一個李子。

什麼是交感？有沒有這樣的體會，本來挺安心的，某個人一靠近你，你就覺得渾身燥熱，心神不定。或者本來挺生氣鬱悶的，和某個很安定開闊的朋友通了個電話，心胸就突然打開了。這就是某種交感。

甚至有時候，你想到某件事，或者某個人，你馬上會進入某一種特別的神、氣、形的狀態，而且那個時候你的思想、感官，好像跟平時不一樣。本來一盆花看著挺順眼的，在另一個狀態就想要換掉，必須換！這個也是交感。

這些細微的人與人，人與物，人與大自然的感應，包括思想、情感、欲望洪流之間的感應，就像空中的各種手機信號。可惜我們常常只關心有沒有 wifi 信號，忽略了人與人之間的無線聯通是時時刻刻、細細密密地在進行中。

能量和資訊，或者能量和精神的交換互通，是超越時間和空間的。如果我們不留意，不去體會，就全都滑過去了。

現代人習慣生活在天平的一邊，慣用志、意，不停地轉腦子。但如果一個人只會轉腦子，跟電腦就沒有區別了，甚至還不如電腦。好的電腦還能整理磁碟，還能升級、掃毒、雲端儲存、智慧管理，人反而不太容易。

人之不同於機器，在於人有著跟天地萬物交感的本能，健康或疾病的關鍵，更多在於交感出了問題。

我們的這部分本能被集體化、統一化的「志、意」覆蓋得全面休眠了。有能力考重點學校才有希望，身高必須高一點才好，腦子必須聰明才有前途……補就是吃燕窩、人參、蟲草、綠豆、百合……如果這樣去理解前途、理解中醫的話，真是太可惜了。

心念回轉

中國人常說的正氣、浩然之氣、和緩之氣、從容之氣，這是什麼東西？有時候，當我覺得自己有點心胸狹窄、心智渙散的時候，跟有「精、氣、神」的朋友靠近一下，喝茶、聊天、走走路，我會感受到他們的浩然之氣、心地光明……自然也會離這個狀態近一些。這就是大補！交感就是這個東西。

再比如說，你覺得自己有了問題，煩惱很大。到底要不要買房子？要不要送孩子出國？思前想後的時候，就是我們「志、意」過用的狀態。

當你不斷思考而不能決斷的時候，就是張仲景在《傷寒論》裡描述的狀態——反覆顛倒，心中懊惱。「懊」就是懊悔，後悔做錯了，「惱」就是煩惱，別人看不出來，但實際上裡面的精神、氣血、氣機已經起變化了。

在任何時候，面對任何選擇，不管是吃哪種漢堡，還是要跟誰結婚，只要你處在這個狀態下，古人叫做「臨事不能決」。「不能決」是因為我們已經習慣而且只會用後天的「志、意」，來分析、比較、判斷了。

現代人過於忙碌，長期不會用心，忽略了自己和別人內心的感受，就會走到過度用「志意」的狀態，那就離那個本來就在的、對你最合適的結果遠了。

我的個人經驗是，如果我對一件事情一直在猶豫，在思考，我就提醒自己，目前自己的心智程式錯誤了，應當切換，不行就先放在一旁。

怎麼切換呢？我們學習中醫、學習傳統文化就是一個切換。為什麼呢？因為它們給我們一個更開闊的眼光和更廣大深遠的世界。

長期圍繞在我們身邊的馴服、暗示和教育，長期對物質的追求和具體目標的執取，使得我們的心智受困，甚至變成類似條件反射一樣的簡單「贊成或反對」模式。這是心智成長的失敗，是精神愚昧的顯現。

心智受困的結果，是人只能處理眼前一點點小東西，也就是生活中一些最具體的東西，身為人生存需要的最基本的東西。當然這個部分很重要，應該關注並處理好。但是，如果我們的精神、生命力，只是在這樣的小範圍裡旋轉、重複，無法展開，無法與更廣闊的世界深入地交感，這是對生命的浪費。

如果我們流連旋轉在一個失中的念頭裡，就像登上了開往失常的列車，就此展開由神到氣到形的病患。

為什麼儒、釋、道這麼重視「慚愧、反省、懺悔」，因為你先得覺察到自己錯了，才有「知非即離」的可能。心念一轉，神氣也就轉了，生命列車的方向也轉了。這不是一個簡單的現代學者所謂的「中華的倫理道德」，不是外在的強制標準，而是對自己最大的保護和負責。

當一個人的身體有大病的時候，已經是生命列車的方向錯很久了。但有一點一定要記得，心念隨時有機會轉回，心念一轉，神氣隨時有機會復正。在每一個當下的人、事、物對待中，我們都在有意或無意地、被動或主動地做出選擇。所以古人說「如臨深淵，如履薄冰」、「不敢自欺」。

知行合一的傳統文化

不少中外學者，站在自己固有的學術研究表述體系，從文化異同的角度，對中華文化進行現代研究，常常會有誤解。

很多年前，我看過一篇西方學者關於中華傳統文化的文章。在他們眼中，中國遵循了幾千年的孔孟之道，只是一個非常簡單的生活倫理，似乎太簡單，西方早就有了。

沒錯，孔子所述確實有大量關於生活倫理的內容，但不僅限於此。

中國古人關於日常、文化、家庭人倫、社會秩序的背後，是內化的精神追求。這能夠讓你自淨其意，讓你從日常生活中反觀自心，調柔身心，既合乎人倫，又自適自立。

這個過程，如孔子、老子所言，慢慢恢復到柔軟單純、知人知己的狀態，漸漸「不惑」、「知天命」、「隨心所欲而不逾矩」，回到像「嬰兒」、「山谷」一樣純粹、廣大的狀態，自然跟天道相通，這在日常生活中是層層遞進的。

所以不要小看我們祖先留下的東西。祖先留下的東西看起來土氣、質樸，實際卻很深刻、很廣大，直截了當，知行合一。

現代人熟悉的理論哲學，往往喜歡構建複雜完整的體系，甚至人為製造艱澀纏繞，但很多是個人志意和思想的產物。

這也是一個需要我們留心辨別的部分，我們接觸的各種藝術和知識是來自局限的自我、情感的宣洩、思維的變構、概念的搭建等後天志意的造作，還是來自一顆質樸寧靜的心靈，是與大自然、與天地萬物共感後的結果？

留意我們的心在接觸後的感受、情緒，是更寧靜安心，還是反之。這是辨別的入手點。

煩惱與鏡子

很多人的病，其源頭是某種很大的煩惱，很大的怨恨，或者很多他們無法解決的困惑，很多時候，病是因為他們不願意去面對、澄清、解決。

僅僅是這麼一個原因，就會讓我們慢慢生病。

如果人的一生，常常在這樣一個「身、心、意」受限扭曲，或者說「神、氣、形」壓抑不正的狀態下運轉，那就像一個程式衝突、介面封閉、記憶體不夠的電腦，跟外界是沒辦法順暢溝通的，也就無法自動升級、掃毒、內部整理。

一個內在心靈狀態不佳的人，也會吸收不到需要吸收的好東西，不能有效學習、自我更新，那麼慢慢就會堆積很多處理不了的東西。

一個有經驗的中醫，既看肉體上的症狀，也會看能量程度的混亂、堆積和堵塞，同時，他也會觀察體會這個肉體和能量之上的精神部分的混亂、堆積。

這個部分，不需要借助任何外在的儀器、量表，就是用醫師自己經過訓練的感受力、覺察力、判斷力。

這個過程並不複雜，讓自己慢慢地變得簡單再簡單。就像你每天都喝各種各樣的茶，喝了很多年之後，就喝茶這件事會相對簡單一些，直截了當一些，少了做作和緊張的擔憂，嘴裡茶的味道，不會被思想、情緒、欲望和外界的一切干擾、扭曲。然後，你的身心就建立了關於茶的常態是什麼。

知道了「常」，就具備了座標系的原點，就可以品味世間萬象。

為什麼說「平常」很重要呢？當你的身和心相對平常一點，相對簡單一點，你就有機會意識到自己身心上新出現或者已經存在很久的雜質：那些多餘的、複雜的、混亂的東西。這個「意識到」也就是佛法裡面講的「覺」——那面鏡子。

你將那面鏡子擦得稍微乾淨一點，然後再看自己，看別人，會看得清楚一點。這裡面完全不是玄學，它是精神領域的實用科學。按照魯道夫•史代納的觀點，這是關於靈魂的，關於生命的非常精細的科學。

用心與用腦

聽眾：除了修佛的人，很多修行的人，都有素食的習慣，您對吃素有什麼看法？

李辛：第一，相對來說，吃素確實能讓身體乾淨一點。這個道理很簡單，燒天然氣跟燒煤一樣嗎？燒煤的話會有煤灰，會有油煙，對吧？天然氣就不一樣了。所以，吃素確實能讓我們的肉體、能量和精神更乾淨一點。

第二，對於專業修行者，因為不需要花太多的精力去奮鬥，跟人討價還價，鬥心機，欲望、情緒也相對小一些，沒有那麼多消耗。吃素沒問題，應該的。如果你還在世俗中生活，精力體力又不足，如果吃適度的葷能夠幫助你，就需要吃一點，爬坡得加油啊，但是吃太多又適得其反。要根據自己的感受和現實量力而行，而不是盲目遵從一個外在的標準。

聽眾：您說體形薄的人要鍛鍊肌肉，能夠增加容量，那怎麼鍛鍊肌肉？

李辛：重點是平衡。就是回到平的狀態，「補其不足，瀉其有餘」。我認識一位老師，致力研究傳統文化和西方哲學，會畫畫、寫字，還會看病。他學習書畫的目的，其實也是補其不足。西方哲學過於思辨，藝術可以幫助我們柔軟心地、暢意抒情。心智的習慣，是強化已經很強的那個，強者再強，其他部分就更弱了，就失衡了。

現代人用腦用意過度，又沒有肢體方面的勞作和運動，氣都容易淤在上面，那麼從平衡的角度講，身體的運動，尤其是下肢的運動就很重要。

推薦最簡單的一個方法，每天走路一個小時以上，加上練習緩慢的深蹲。五十歲以下，至少蹲五十下，每天如此。再來就是伏地挺身，伏地挺身做不到就斜撐，還有太極、八段錦，或者瑜伽……都可以選擇。

聽眾：關於道家的思想，您談到志意和魂魄，後天的識神和先天的元神。那麼，如何從識神的用腦狀態，切換到元神的無為自然？每個人可能情況不一樣，如果中間發生「反覆顛倒，心中懊惱」的情況，心腦打架的時候該怎麼處理呢？

李辛：打架的時候，就像天平在晃，我們意識的習慣，是想趕緊穩住它，或者這裡補一下，那裡補一下，這就是「有作為」的狀態。

當我們意識到自己在「顛倒懊惱」的時候，最好的方法就是先接受現實，不妄做妄為，先定一定，不急著逼迫自己下決定，不要急於行動。

這個時候，平時練習的靜坐、站樁或者打太極、寫書法等靜心方法，就會發揮作用了。平時就有練習這些傳統「功夫」的人，面對這些會容易一些，但仍舊不可避免。

聽眾：識神這個系統也是慢慢累積的，肯定有它存在的理由，不能徹底把它拋掉，它會成為心智模式的一部分。

李辛：其實拋不掉，它是存在的一部分，就像電腦裡的衝突程式一樣，不可能全部清掉。但是，我們要認清楚，思想其實是一個工具。因為我們會本能地把腦袋裡出現的所有想法當作自己的想法，然後由此衍生更多，由此行動作為，這一點很重要。

聽眾：可以這樣理解嗎？識神要是配不上元神的話，它必須得提升到配得上這個元神。

李辛：記住你是主人，電腦是你的工具，很多時候你需要用電腦，用就是了。

很多決定，你可能會借助工具來幫助，比如說你買房子，用電腦去查一下周邊的環境、價格等情況，這是用工具。最後你買還是不買，甚至跟哪個人簽約，你不會讓電腦來決定，對不對？

所以你要分清楚，不要只是把你的任何想法當作要去執行的命令，這一點很重要。

這個部分需要靜坐，我們才可能慢慢分清楚感受、情緒、思想和覺察的區別。你的這一系列問題，就是源於由頭腦思想而來的概念辨析。

我們不要過多地進入辨析概念的狀態，而是要退出來一些，靜下來觀察自己的心智運作，觀察到什麼是「想」，什麼是「覺察」，什麼是「感受」。

聽眾：您剛剛還說了一點，現在的資訊量太大，怎樣能夠確認這些資訊是不是純正的資訊？

李辛：其實重點不是去判斷這個資訊，而是你身心的感受。簡單地講，就是不管這個資訊是哪裡來的，是誰說的，怎麼說的，重要的是在做選擇的時候，你覺得比較安心。做完選擇，付諸行動後，你不會再去想它，或者偶爾懷疑一下，不會「反覆顛倒，心中懊惱」。這時候，這個選擇就相對正確。

聽眾：先天肝臟不好的人會不會就是魂魄比較弱？

李辛：這些都不重要。我們既然是人，肯定會有相對弱的地方。

重要的是，你問這些問題的時候，是在思維奔騰的洪流中，努力地想找出這些問題的答案，其實這些想法是不重要的。為什麼不重要？前面已經說過。

從專業角度回答，你剛才那個問題，先天肝不足，然後魂魄不足，就會有一些症狀。然後我們就要去治肝，要去治魂魄，或者處理相關的問題，這是現代人的思維。

按照中華傳統的觀點來說，第一，如果知道自己是魂魄不足的，我們就要去留意、觀察、尋找規律：我是一個魂魄不足的人，會有哪些習慣性的反應？我可能容易受外界干擾，會怕人多的地方，可能睡眠不是太好，會被打擾，這些是我的一個狀態。

我們要在生活中留意自己狀態的起伏度，當我發現現在已經很震盪了，那就先避開吧。這件事看起來很好，能賺一萬或一百萬，可是我發覺一想到這件事，靠近這個人，我的內心就很震盪。當你意識到之後，哪怕這事能賺一千萬也要離開，才是吉祥。這就是發展我們的覺察、初步的慧力和定力，而不是根據習慣思維和社會判斷標準：「哇，這事太好了，上吧。」

第二，在生活當中養成用心的習慣。體會平時哪些事情會讓自己失中、失平，然後會採取哪些條件反射式行動。

比如我觀察到當自己受到了一些因素影響，不高興或者失中了，我可能會跟大家一樣，會在網路上漫無目的地流覽網頁，或者會去看電視劇。

如果沒有覺察到，就會一直在這個狀態持續很久，這就是一個耗散和混亂的狀態。如果覺察到了，我可能還是繼續在看，繼續流覽，同時心裡也知道我在耗散，但還想放任自己一點，不想那麼嚴格。

如果是很嚴謹的修行者，可能就會把電視扔掉了。但我會說：「嗯，我現在有些放任。」只要有這個覺察，很快你就知道「差不多了，不要再放任了，要承擔後果，會睡不著覺。好了，可以停下來」。

在生活當中，我們慢慢去留意觀察，然後一點點地調整自己，這樣就可以了。

聽眾：心裡總是去留意觀察、覺察，還滿消耗元氣的。我發現感知力很好的人，身體都會比較差。

李辛：這是一個很好的問題，對大家都有用。不過你問這個問題時的狀態，還是在過度思考。你現在看著我的時候，還是在思考的漩渦中。

我的建議是，要留意你常常在不斷思考的狀態，可以每天多走一些路。因為專注走路的時候，周圍的東西在變化，你跟大自然在一起，魂魄這邊的力量就會多一點，志意這部分自然就下來了。然後增加一些訓練，比如打坐、站樁、太極，可以把強化志意的習慣斷一斷，魂魄的部分強了之後，元神的部分會同步強一點，就這樣一點點地微調。

這就是中醫講的養生先養神，不僅僅是休息，也需要打坐，留意你每天精神的運作規律，留意你的神意是如何用的，留意跟外界的交流模式。

第4章　三焦：人體的能量

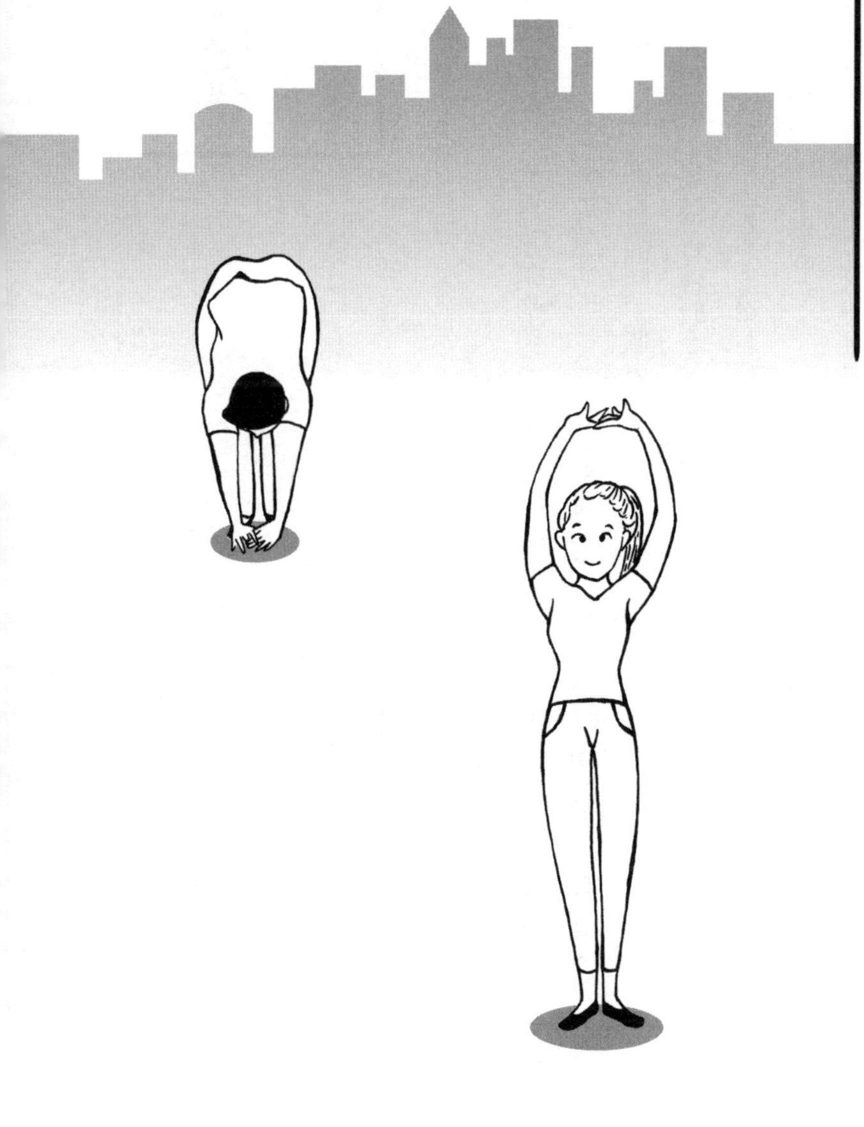

生命的層次與發展

一個人體，中醫關注的重點是形體之上的無形部分。簡單來講，一個是能量的部分，中醫所說的精和氣；一個是屬於資訊的部分（與精神相關），統涵於中醫所說的神。

精、氣、神這三樣，其實是同一個東西。

我們學中醫的時候，也被各種概念搞糊塗，因為不光有精、氣、神，還有心氣、肝氣、肺氣、營氣、衛氣、元氣、宗氣，還有脾氣、足太陽經膀胱氣……對吧？當時感覺學得沒有頭緒。接下來幫大家梳理一下概念。

比如你的錢，放口袋裡的和放抽屜裡的，配偶的、銀行卡裡的，有老闆沒發的工資，朋友欠你的，是不是都是同一個東西？都是你的錢。它只是以不同的名字在不同地方發揮不同作用。

我們談起一個人所擁有的，往往稱之為「財富」。說到財富，就不僅僅是現金或存款了，還有房子，你的技能、行動力，甚至你的思想、關係網、朋友圈等。所有這些有形無形、身內身外的東西，其實都是同一個東西——你的財富。

所以在中醫的眼中，精、氣、神是同一個東西，乃至精、氣、形、神都是同一個東西。用「精、氣、神」這幾個字能夠比較明確地把人的能量狀態和運行規律概括清楚。再往下細分，就是營氣、衛氣，或者表氣、裡氣，或者宗氣、中氣、元氣，或者心氣、肝氣，等等。要先抓到根本源頭上的東西。

精，屬於生命與生俱來的一個儲備能量，還有生命能量的儲備狀態，就像是你的固定資產或者定期存款。

氣，代表生命活動中時時刻刻在周轉流通的能量。

神，代表生命活動更精微的層面。古人的觀點是，一切生命的根源，來自同一個精神或說靈性的源頭。

生命不僅僅在物質肉體展開，內外交流互通，也在「氣」或說能量的層面展開，互化交通，還在靈性層面發展感通。在「神」的層面，我們與一切萬有都源於「一」，歸於「一」。

所以，生命是有層次的，也是有發展方向的。如果我們只限於肉體、物質世界，思想只接受物質層面的知識，就會把我們本來廣闊精深的生命牢牢地局限於此。

中醫是調控有形的物質、無形的能量和更精微的神，並使三者共同作用的一套學問。漢以前的中醫具有調控神的程度，而現在，只有很少一部分民間中醫與道醫還具備這個能力。

我們的學習主要集中在「氣」的部分。像我這一類的中醫，主要是在氣的層面工作。氣的層面，要先講氣的生成。

看圖1中間那張圖，人體可以分成三種能量結構，三個圈，像三個套環。

我們還在媽媽肚子裡的時候，是前面說的先天，生命的開始，「生之來謂之精，兩精相搏謂之神」。

出生之前有兩個能量來源，第一個是父母的「精」化生的下焦氣，也叫先天精氣、元氣；第二個，媽媽的臍帶供氣血，這個部分相當於中間的圈——中焦氣，也叫中氣、脾胃之氣、土氣，都是同一個意思。這是孩子出生前在肚子裡的時候。

生出來之後是什麼呢？出生之後又多了一個氣，開始自主呼吸。這是第三個圈——上焦氣，也叫清氣，或者宗氣。

出生後，臍帶被切斷，母體的中氣供應停止，變成小孩子自己的中焦啟動，開始吃喝消化。所以中氣有很多別的名稱，有的叫胃氣，有的叫脾胃之氣，有的叫後天之本，其實是同一個東西。

人體能量的來源，就是三氣合一，最裡面的圈，下焦氣是生命的資本，是庫存能源，最好別動得太厲害。

下焦是先天的源頭，中焦是後天的源頭，是每天都要用的。如果一個人一直不好好吃喝，肯定會動用他的庫存儲備，所以在消化吸收的能力上，食物合適與否很重要。

現代重視營養，要吃得好，早上一個蛋，晚上一頓肉，對不對呢？

小時候我們都燒過爐子，爐火的大小決定了你應該往裡面加多大的柴火，道理很簡單吧？那麼，為什麼我們在吃的問題上就不明白這些道理呢？你的爐火明明很小、很弱了，已經沒

圖 1　三焦：氣的生成與輸布

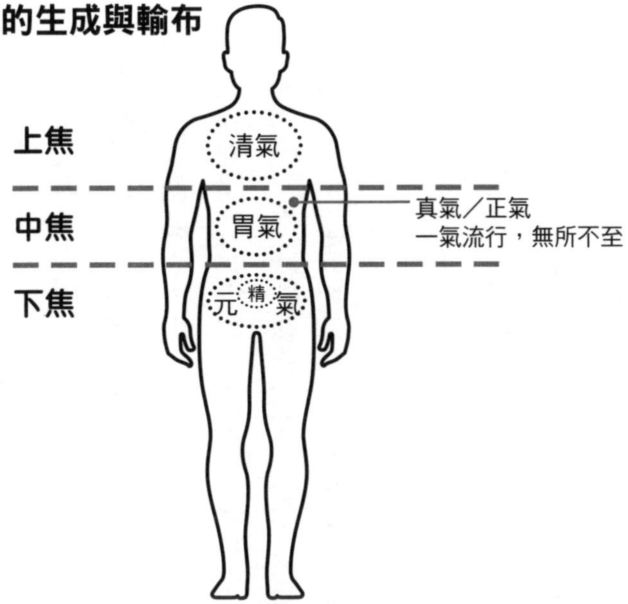

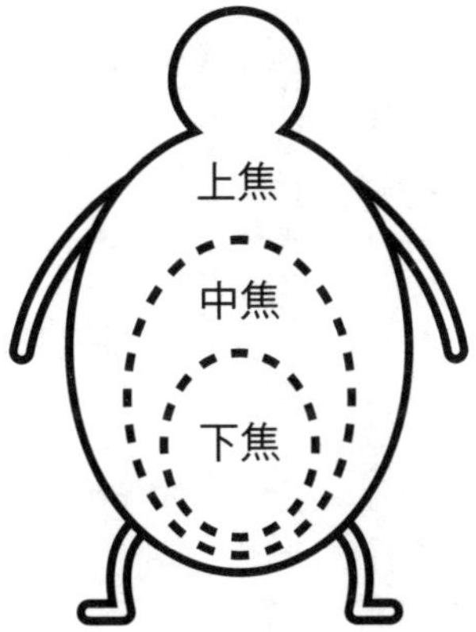

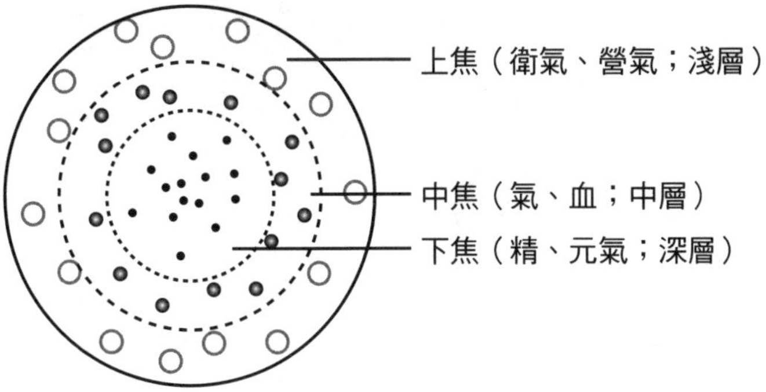

有什麼消化力，煙道也都堵住了，大便不通，汗也不出，也沒運動，你還吃牛排，還喝牛奶，只會增加廢料和堵塞，把爐火壓滅。

這些道理不需要透過學習醫學知識就能明白，都是日常生活最基本的常識，要在生活當中去體會。在飲食上，合適自己才是最好的，不是去尋找一個外在的統一標準。

常常細心觀察，就能瞭解自己，體會吃什麼東西有什麼不同的感覺，有知有覺地去生活。吃了某個東西，你感覺到不舒服，哪怕吃到第十次才發現，也是有知有覺的開始，但也要注意不要神經過敏，亂找原因。

外面這個圈——上焦清氣，不是簡單翻譯成空氣、氧氣。如果一定要界定它，有點像印度瑜伽裡面講的普拉那（Prana），就是大自然環境中的能量。

比如說，辛莊師範雖然在北京，但離市中心比較遠，環境相對自然一些，這裡的普拉那肯定比北京市區裡多很多。如果我們在森林、海邊、高山之巔，尤其人少的時候，那個環境的能量是非常高的。

李辛：元氣、中氣、清氣，三氣合一，就是三焦裡運行的供我們每天生命活動、使用的能量，西方人叫 Triple heater 或者 Three warmer。Heater 是什麼東西？

聽眾們：加熱器。

李辛：是的。三個能量中心，就是三個加熱器。

圖 1 的那張人形圖展示了比較容易理解的人體部位的三個圈（能量的生成圖）。因為我們

已經習慣物質化的肉體，相對來說，神闕（肚臍）下是下焦／元氣；神闕（肚臍）到鳩尾（胸口窩）是中焦／中氣；鳩尾以上是上焦／清氣。按照肉體部位來理解也有幫助，但理解三焦不要僅僅局限在部位上。

我們小時候玩過氣球、足球吧？把氣打進去的時候，氣是怎麼擴散的？是像水一樣「咕咚」掉到最下面嗎？

聽眾們：不是。

李辛：氣是在整個球體內擴散開的，所以三焦不只是上、中、下，還是裡、中、外。圖1下方的第三張圖提示了這個部分。

當我們說腎氣或是下焦氣的時候，不僅是小腹的部位，其實也代表身體最裡面、最深處的氣，先向第二層擴散出來，然後再向第三層擴散出來。其實三焦外面還有一層氣，這一層叫什麼？衛氣。就是我們人體的大氣層。

回到圖1中間那張圖，外面這一圈是上焦氣，當我們的上焦氣不足時，可以肯定衛氣也是不足的。

當一個人下焦虛的時候，不能光去找他下焦虛的症狀。其實，下焦虛的時候，三個圈全都虛了，這一層一層，從裡而外都是接續的，一個虛，三個層次都會虛。

圖1是能量的輸布圖。為什麼叫布呢？「布」是一個古代的詞，像下雨啊，雲啊，都是布。布是一種擴散的狀態，它不說「傳」，傳送是有形的東西，但它是慢慢地擴散出來的。所以輸布是由裡而外，有一個方向。

氣機第一定律：實則開，虛則闔

提到方向，我們講過一個重要的概念：開闔。什麼叫開闔？比如門的開與關，就是一種開闔。那什麼時候開，什麼時候闔呢？

裡面氣飽足了，自然有往外擴張的勢，這是「開」；裡面不足，自然有往裡面收聚的勢，這是「闔」。這是氣機自然運行的第一條定律：實則開，虛則闔。

開闔與補瀉有什麼關係呢？總的來說，把能量帶出去是開，通常的效果是瀉；把能量收回來，就是闔，通常的效果是補。但這不是絕對的，比如氣機鬱結或者風寒束表會形成虛實夾雜的格局，如果還不是很虛，我們常常第一步用開的方式，把氣機充分透達，展開之後，人體氣機才能自然闔回。

所以開闔的目的還是為了內外表裡的均勻，氣機的自然暢達，不是單向孤立的。

為什麼我很少說補瀉呢？因為補瀉是最後的結果，很多時候，追求某個結果，常常會忽略人體本來的氣機方向。

圖2　氣基的基本方向：開、闔

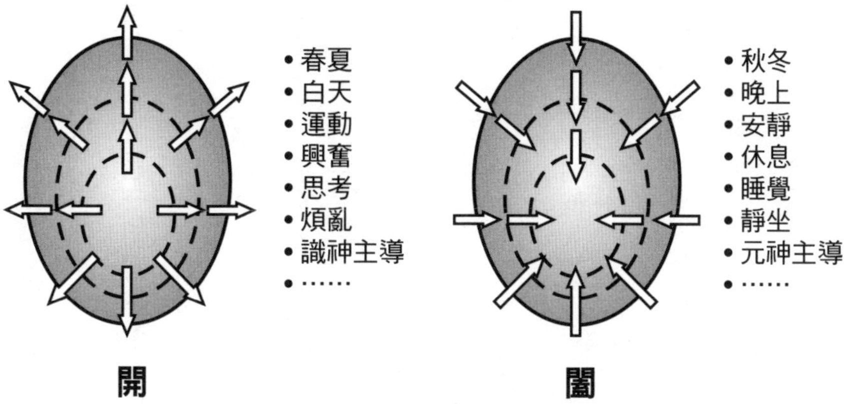

開闔，是人體本來的方向。由先天的體質、心質，後天的意識—行為—生活模式，以及當下的氣機病機決定。大自然的天文地理的變化也是其中一個重要力量。這個方向不是由醫師主觀可以決定的，如果醫師不明白這個道理，自說自話，妄作補瀉，是「以妄為常」。（見圖2）

經常有人問到底應不應該刮痧，一週刮幾次，泡腳泡多久，刮痧跟按摩、拍打有什麼區別。以初學者來說，先不用考慮這些技術上的細節，而要先明白刮痧、拍打、按摩、跑步、泡澡、做深蹲、八部金剛這些方法，都屬於「開」，包括手法很激烈的針刺、大針針灸、放血，以及過多的艾灸等。

太極、適度的針灸（毫針）、適度的艾灸，相對偏闔。靜坐、睡覺屬於「闔」。

所以，在你決定是練跑步還是太極之前，最好先搞清楚自己當下的氣機方向，是需要開還是闔。比如，工作一天了，很疲勞，身體的氣機需要闔；晚上九點了，身體的氣機需要闔；剛做完一個緊張的專案，精神身體都需要放鬆，氣機需要闔。

抓住大方向，是治療和調理的第一入手處。

既然氣機運行的規律是「實則開，虛則闔」，就不是你想開就開，想闔就闔的。醫師是一個配合的力量，或是一個觀察者、參謀來協助病人的氣機回復本來狀態，這一點要搞清楚。醫師不是主控者，只是一個幫忙的人，或是給予建議的人，這一點非常重要。老師對學生也一樣，只是一個幫忙的、給建議的並創造條件幫助學生發揮潛力的角色。道理是一樣的。

現在普遍有一個很大的問題，不少中醫和學生習慣以自己為中心，用自己習慣的方法思路，想要這樣那樣來幫助病人補瀉，但沒有考慮這個病人體質的虛實如何。

比如某個農村，土地乾旱貧瘠，當地人種地瓜、種玉米很多年，雖然比較貧窮，還能夠維持溫飽，安居樂業。來了一個長官，希望發展經濟，便趕緊砍掉，改種菸草、種果樹，後來發現這塊地長不了這些東西。經濟非但沒有發展，原來的穩定也給破壞了。

同樣的道理，這個人體沒有開的條件，醫師強行開的話，身體就有損害了，這個要特別注意。一般來說，老年人、虛弱的人、久病的人，如果已經有明顯的虛象，不一定適合非常強烈的拍打、刮痧，每天都做，就不合適了。

比如現在是秋天，秋天的氣機，從一年來說，趨勢是闔，這是天地氣機運動的大方向。所以，開和闔，其實是一個勢。所謂勢，在特定的時間、特定的條件，對於某個特定的人，是有特定的一個方向的。這裡說的「特定的時間、特定的條件」就是「機」，這個後面會講。

形氣神兼治與整合醫學

李辛：說起三焦，你們覺得生起病來，如果病到下焦、中焦、上焦這三個層次，哪個層次的病要嚴重一點？

聽眾們：下焦。

李辛：對，下焦病。那麼，一般的感冒在哪個層次？

聽眾們：上焦。

李辛：單純的感冒屬於上焦問題。但如果感冒七天沒好，又有不想吃東西、不能睡覺、消瘦、咳嗽等症狀，就有可能是中下焦的問題了。

所以，感冒在中醫看來，有的是上焦感冒，這個時候你看中醫、西醫，或者不看醫師，自己注意休息，它就會好。為什麼呢？因為邪氣在表，我們的下焦氣很足，中焦氣很足，上焦氣也相對不弱，這時候，氣機是一個什麼樣的方向呢？是「實則開」的方向。

比如我們這一屋子人都在，都很有精神，即使有強盜到門口了，也進不來。即使進來，我們瞪他一眼，他就乖乖出去了，對不對？所以，如果感冒只是在上焦，不治也會好，就怕亂治。

很多小孩，每個月都得去一趟醫院，有慢性支氣管炎、鼻炎、皮膚過敏，看起來面黃肌瘦的，沒什麼力氣，大便不調，吃東西也不正常。這樣的孩子一旦感冒，就多半是中焦感冒了，因為基礎體質不一樣，這是中醫和西醫看問題的區別。中醫不管病因是病毒還是細菌，重點看你自身能量的虛實。這是兩個不同的視角，可以互補。

在治療某些傳染病、急性外傷等領域，西醫比中醫有優勢，我們可以而且已經在享受現代醫學帶來的健康保障了。但對於大多數疾病，尤其是與體質、免疫力下降有關的慢性病來說，人體需要靠自身的能量來完成修復、抗病和痊癒工作，這個部分是中醫的長項。

最近幾十年，在美國和歐洲形成了「整合醫學」的趨勢。在面對病人的時候，來自西醫、中醫、心理、營養、運動、康復等不同領域的專家，發揮各自優勢，協同合作，從身體、心理、能量、精神、生活各個層面來幫助病人。這就從「以疾病治療」為中心，轉到了「以人」、「以恢復健康」為中心。這個健康不僅僅是身體層面，還包括心理、精神、社會生活層面，而中醫最擅長的是能量—精神—生活方式的調整。

三焦虛實評估

中醫在治療過程中，關注的是人體能量的虛實有無，由此形成了關於「病勢」進退的觀察與認識。

在中醫眼中，「病的進」和「正氣的退」，相當於「邪」和「正」，是對立統一的。前面講過，我們這一屋子百來人坐在這裡，即使來一個強盜，也算不上邪氣，但到晚上，這間屋子空了，可能鑽進來一隻貓就搞翻天了。所以，**邪氣不是第一要去關注的東西，首先要關注正氣，正氣為本。**

當「病進」的時候，肯定伴隨著「正氣」的不足，氣機正在進入「闔」的趨勢，形成了氣機從人體表面向內部回退的趨勢，也就是「由表向裡」。

中醫看病，就是看這個正氣的進退，或稱為正氣的開闔。

「虛則闔」。就像一個月收入八千元人民幣的上班族，在北京買了一套房子，每個月得還貸款，那他的對外交往、文化活動，比如看芭蕾、聽交響樂什麼的，就要壓縮一下了。虛則闔——這是身體氣機的本能。

圖 3　三焦能量不足與常見不適

下焦、精、元氣	相關部位	泌尿生殖系統，腰、小腹、小便、下肢。
	常見症狀	精力不足，身體冷虛，足寒，大小便多，大便軟或泄，腰痠，注意力差，記憶下降，情緒不穩，恐懼，怕黑。自幼哮喘，尿床，早產兒，曾多次流產等。
中焦、中氣	相關部位	消化系統，胃腸道、肌肉、大便、體力。
	常見症狀	大便異常，口氣重，口腔潰瘍，牙齦問題，青春痘，慢性皮膚病，體弱無力，消瘦或肥胖，肌肉不足，脂肪過多，血脂高等。
上焦、衛氣	相關部位	呼吸系統，肺、鼻、體表、皮膚、汗出狀況。
	常見症狀	異常出汗，反覆感冒，惡風、怕寒，經常打噴嚏，皮膚、鼻子過敏症狀，長期咳嗽等。

當人的中下焦氣不足的時候，人的本能就是這樣向內收縮——闔。這麼一闔之後，表面的衛氣就不足了。所以，當正氣一層一層往後退的時候，邪氣就一步步進來了。

二〇〇九年，有一位老先生來調理，他年輕時是飛虎隊飛駝峰路線的飛行員，老英雄，九十多歲了。醫院的診斷一大堆，什麼腎功能不全、尿蛋白、肌酐、心臟病、高血壓、糖尿病、水腫……聽起來很嚇人。

但是，在中醫來看，一架飛機要是飛了快一百年，肯定到處都在響，問題很多，但它其實只要能起飛、能降落就行了。人也是這樣，指標不是最關鍵的，關鍵在於三焦的能量夠不夠。請看圖3。

簡單講，判斷下焦的能量夠不夠，要看病人的精力足不足，思路是否清晰，專注力、記憶力的水準，睡眠的品質，還有小便頻不頻。年輕人還要看他的性功能。

那麼，如何判斷中焦足不足呢？要看他的肌肉豐盈不豐盈，有沒有力氣，消化力、大便、飲食等是否正常。

至於上焦，要看他的出汗情況，會不會常常感冒，是否怕風，還有皮膚的狀況。

傳統的中醫看病，並不是只問很多關於病情、症狀的問題。比如，您是這裡痛嗎？什麼時候開始痛的？脹痛還是刺痛？晚上還是白天加重？咳嗽嗎？血壓高不高？這種問法是以疾病為中心的思路，有它的必要。

傳統的中醫問病，要瞭解正氣是否充足、運行狀況好不好的關鍵問題在這裡，有點像老北京見面的時候問：「吃了嗎？」「您最近胃口好不好？」這是判斷中氣好不好。然後問大便、小便、出汗，女人要問月經。從大便可以觀察中焦，從小便可以觀察下焦，出汗多寡可以瞭解上焦，月經代表血分的流通度。

還有一個重點要問：「睡眠好不好？」睡眠代表人的神氣收闔的狀態，封藏的能力，也就是生命自動調節的功能是否正常。氣機的運動規律是「白天開，晚上睡覺時闔」，所以這是很重要的一個信號。

中醫看病，關注的是人的基本生命運行狀態。剛才這些問診就是用來評估這個基本面的，這是中醫臨證的精華。

「吃得怎麼樣，睡得怎麼樣，拉得怎麼樣，走路怎麼樣……」看起來都是很平淡的問題，是吧？走路代表什麼？沒有力氣走路，拎不動重東西，代表肌肉，中焦氣，中氣不足；走路如果不能持久，代表腎氣不足。

我給那位飛虎隊老爺爺調理的時候，給他和家人打比方，我說：「您那架飛機飛了十來年，修修補補，起起落落，還被日本鬼子機關槍打了很多次，飛的時候是不是儀錶亂跳，到處帶響，但還是能飛。」他說：「對對對，飛的時候那個儀錶就是亂跳，丁零噹啷的。」

老人家也能理解這個思路。別全都盯著控制指標，要把指標納入人體的基本運行狀態來整體看待。

這位老爺爺的問題主要是下焦氣不足，上焦、中焦運轉不暢。年紀大了，不能下猛藥，慢慢來更好，經過幾個月的細微調理，體質好轉，指標也慢慢恢復正常了。還剩下幾個指標，比如血糖、血壓不穩定，但不穩定也沒關係。吃得下，睡得著，拉得出，心情好，才是關鍵。九十幾歲的人還想跟剛出廠的新品一樣嗎？

後來，有一次老爺爺發燒了，老人發燒的話很容易轉肺炎。為什麼如此呢？因為中下焦不足，邪氣一下子就能深入。有的小孩子一發燒就轉腎炎，轉肺炎、心肌炎，也是這個道理，都是因為中下焦本來就不足了。重點不是這個炎、那個炎，而是他本氣不足。

老爺爺被送到加護病房，各種管子插上去，住了一個多星期。如果年輕病人插上管子不能動，在那裡住一個星期也夠折騰人的。老爺爺在這個年紀還能扛得住，代表三焦的運行還沒癱瘓。

我給他開了一些補下焦氣、中氣的藥，再用一點點運轉中焦和開上焦的藥幫他排出表面的邪氣，幫助三焦交通運轉，老爺爺很快就恢復並出院了。

本氣自病

大多數的病都是「本氣自病」。

除了突然被狗咬一口或車禍這種意外，一般都是「本氣不足所生的病」。哪怕是像伊波拉病毒、SARS這類瘟疫，也和「本氣自病」有關。只是它們在天地間不正之氣的「協助」下，「本氣」更弱，「邪氣」特別強大而已。可以觀察到，這類瘟疫的傳播，並沒有擊倒流行地區的所有人，而是鎖定了某些體質的族群。

中醫說：「邪之所湊，其氣必虛。」邪氣能夠侵入並突破你的能量防護層時，你的氣肯定是虛的。

還有不少病人常常忘事、掉東西、被偷、被搶，其實都是自己神氣弱了。有經驗的小偷如果願意洗手不幹學中醫，肯定學得很快，因為他準確「望診」，能在茫茫人海中，一眼看出誰神不守舍，然後下手。

三焦能量的虛實和分布的差異，氣血在三焦裡流動的狀態，導致了我們不同的體質，也就是氣機格局。就像前面講的，一個看似簡單的「感冒」，在這個背景下，原因、過程、結果是很不同的。所以，不同的氣機格局，決定了疾病不同的發展趨勢和調治重心。下焦、中焦虛的情況下，病一般比較難治，如果是嚴重的疾病，預後大多不好。

大家在學中醫的時候，先把知道的所有中醫病名和西醫病名都忘掉，把這些阻礙我們理解無形神機和氣機的「概念」都忘掉，先看大方向。

所有的病，從三焦氣血的角度來說，就是三個病——上焦病、中焦病、下焦病。把這個大方向清晰理解，熟練掌握之後，再去學習五行、六經等其他系統，就不會被繞暈。

不管是感冒、糖尿病，還是婦科病、肝病或癌症，具體先看這個病人的三個能量層次損耗到哪一層。這是看虛實。

比如有這樣一類人，體型比較結實，愛吃葷菜，不愛運動，他們的三焦容易被堵住，大多屬於下焦還有能量，但是上焦封閉、中焦淤滯，往往消化不良，大便不暢，口氣重，不出汗或者皮膚有問題。

這類人如果去醫院檢查，可能會有膽結石、高血脂、風濕痛、婦科病，白帶過多或異常，或是痛經……診斷是各種各樣。在中醫來看，其實就是上焦不通，中焦有點堵，所以開上焦運中焦，往往就好了。非常簡單。

如果以大方向來看人體的話，學中醫是非常簡單的。我講的所有東西，都不是我發明的，是古代經典上有的，我所跟過的那些好醫師就是這樣看病的。看人體的本氣虛實，而不是看邪氣在哪裡，病灶在哪裡，然後追著打。這就是「治病求本」、「標本虛實」。

中醫本來非常簡單明瞭，現在之所以顯得複雜，是因為有太多的概念、太多的名詞，原因後面會講。

我前面還講過兩個字，一個是「常」，還有一個是「變」，叫「知常達變」。中醫說的「變」，其實就是千變萬化的狀態，醫師不要跟著這些變化的症狀和指標跑，症狀和指標是時時刻刻在變的。

如果我問你，黃河要是水位上漲，哪裡會潰堤？怎麼辦？你能告訴我嗎？你可以用統計資料，然後歷史紀錄，還有實地勘察，你可以用電腦類比，但是從解決問題的考慮來說，其實我要解決的，不是哪裡決堤，而是考慮怎麼不讓水流蓄積的勢太大，因為蓄積到一定時候，總會在某個薄弱點爆發。

把河水流量保持在常態，使整個河流體系所有的溝渠保持疏通狀態，就是「本」，這些溝渠就是經絡系統，就是三焦。

第5章

氣機與開闔：正常狀態下，人體能量的運行規律

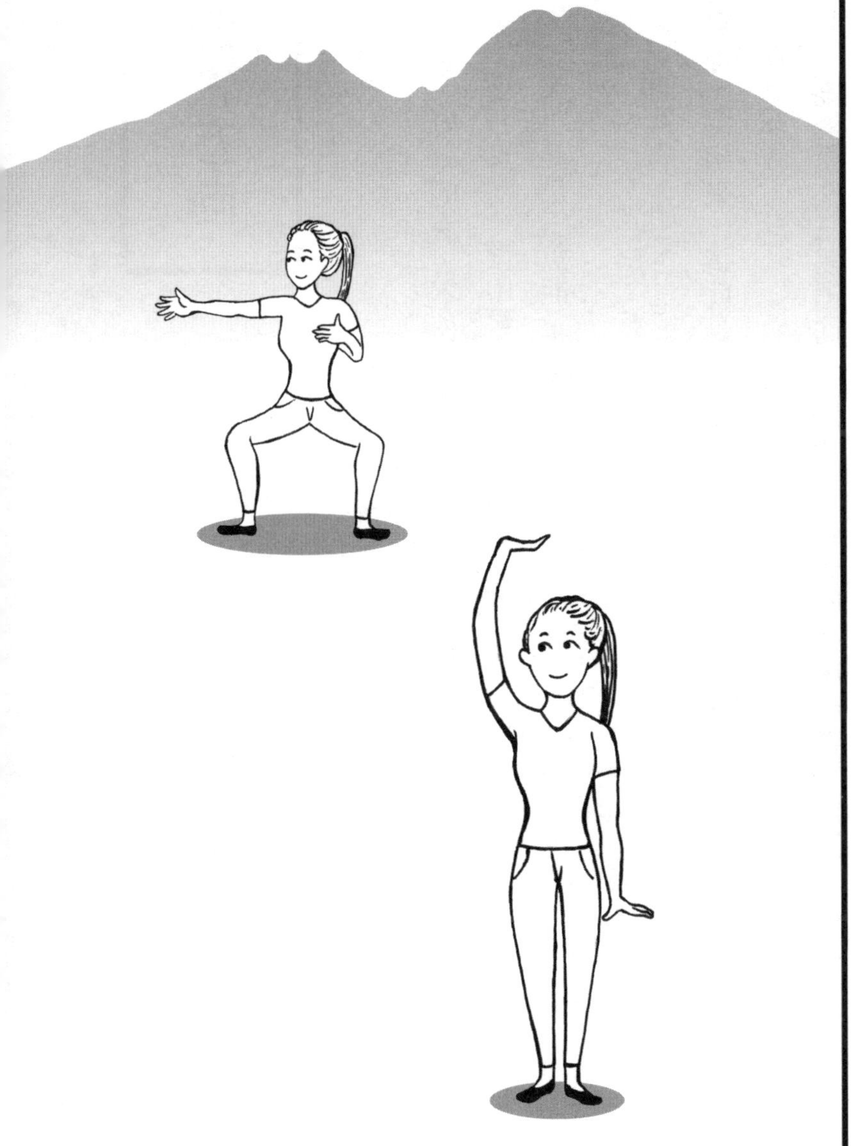

調理的大方向

從三焦來看，所有的病，不外上焦、中焦、下焦三個層次出了問題。這三個層次又可以分成兩種情況：虛和實。一個中醫，每天看病人，男女老少什麼病都有，其實就這兩類。

前面講過，虛，就是三焦能量不足。

什麼是實呢？

三焦就像一個氣球。如果打上氣，用力捏，到一定程度會發生什麼？炸掉。在爆炸之前，某個地方會變薄、突出來，這就是腦血管爆裂的模型嘛。或者別的地方會突出來，可能是婦科腫瘤或者肝血管瘤。

氣機就是一團能量在三焦裡面不停運轉，我們的肉體就是一個殼，裡面的能量太大，但是流通不暢，內外不通，就是實證，「實則開」，氣機的自然運行方向就要往外開。當開出去的管道受到封閉的時候，就會在某個點上爆發。

當一個氣球沒有氣的時候，是什麼情況？

它會癟掉。而人體的氣球比較複雜，裡面有各種不同的物質（皮、肉、筋、骨、髓），有各種不同的空間（三焦、臟腑、經絡、血脈）。對於沒有氣的人，有的是這裡癟，有的是那裡癟，變化出種種症狀。

治療原則：實病要開，虛病要闔。

所以當我們說養生的時候，不是說該吃綠豆、紅豆，或者人參、阿膠……或者用刮痧、針灸、按摩等方法，這些都是治療上的細節。中醫講「理法方藥」或者「理法方術」，方法是最後一步的操作，要先明白道理。**明白人體當下是虛還是實，先找到大方向，是開還是闔，這是最基本的理。**

「開」是什麼？

我們常常會問病人：有運動嗎？大便、小便、出汗、月經是否通暢？往上往外是開，往下通也是開的一種。這是第一。

第二，有沒有正常的社會活動？跟人交往是否有障礙？精神心理是否暢達？有話敢不敢說出來？難過的時候，會不會流眼淚？想買一件衣服，會不會忍了三年還是沒買？最近三個月有過休假嗎？這些是精神上的開，很重要。

這些都是大方向，我們要去瞭解這些最基本的部分，它們是我們生活中時時刻刻都在經歷的。你自己深入瞭解了這些，也幫助病人意識到，並在生活中改變、調整，那個力量就很大了。

很多人對自己的生活、內心狀態、身心感受，是無知無覺的，卻指望透過吃一把綠豆、幾根蟲草就能改變很多。這個對簡單輕靈的小雞、小鳥還行，我們這麼大、身心這麼複雜的人，要靠它來改變，不是那麼容易。除非你是非常乾淨的肉體、非常清淨的心靈，過著非常簡單的生活，否則，一把綠豆是調不動你的，一包湯藥也不太容易做到。

真正能調動你的，是你的生活，你的生活習慣、心理習慣。你怎麼看待自己，怎麼調整自己，是你時時刻刻的選擇。

知常達變與標本緩急

一九九六年，我在上海工作，人民廣場下面有很大的電子遊藝廳，有個拿錘子打鱷魚的遊戲，很多鱷魚，此起彼伏，一打到它就會叫。

有時候看病，看到一個人病了很多年，北京、上海，甚至美國的各大醫院都看過，症狀卻越治越多，我就想起這個遊戲，這個人就像一路上被很多錘子打過的鱷魚。一路上的治療都是在抓那些不斷變化的症狀和診斷——「變」，而忽略了人體本來自然的三焦能量的狀況和氣機運行規律——「常」。

「平常」，就是生命本來的樣子。中醫治病，就是幫助一個人回復平常。

在這個回復的過程中，醫師會兼顧兩個方面：

第一，「急則治其標」，有一些比較急的症狀，需要先處理，否則會干擾甚至影響進一步深入全面的調治。比如有人胃痛急性發作，那我需要馬上幫他緩解，就先給他扎針、止痛。這是治標。

第二，「緩則治其本」，這位病人有深層次的問題，比如下焦不足、中焦虛寒、表氣不暢，這稱之為「本」。在緩解急症的基礎上，再進行深入調治。

以前老師教我看病的訣竅：如果有人身上的病，西醫不知道是什麼，中醫也看不出來是什麼原因，你也不知道怎麼治的時候，怎麼辦？要調常。

每次病人來複診的時候，要問他的生活狀態，吃喝拉撒睡，這才是中醫看病的基本指標。吃得好嗎？睡得好嗎？動得好嗎？拉得好嗎？出汗正常嗎？尤其是慢性病患者，把他的這些基礎指標調到正常了，就意味著生機恢復，氣機趨常。這個時候，人體本來的生命力就能把這個病給化解掉。任何的病都是這樣。

所以中醫是「來幫忙」的，病人才是「當家做主」的，不是醫師來全盤接手，指東打西。可惜病人常常放棄自己的主動性和對自己的責任，醫師說什麼，他都接受。

很多情況是指標看起來有點嚇人，醫師也說得嚇人，於是病人被嚇到了，亂了方寸。在中醫來看，三焦能量和流通度還不錯，神也比較定，可能只是因為最近遇到了什麼事情，思想上有些疑惑、糾結，或者因為最近天氣的變化，能量稍微有些不調，或者是開闔的節奏與幅度有點跟不上，於是出現一連串症狀和異常指標。

這種情況下，醫師需要指導病人，先學會定神，問問自己，「真的很嚴重嗎？」把體檢報告放下，觀察一下自己這個真實的人，別著急下手亂治一通，這一點很重要。

為什麼神要定？神亂了，氣機也會跟著亂，就會有各式各樣的「假症狀」出現，讓人應接不暇，越治越亂。

自癒的條件

什麼病自己會好？什麼樣的病不會惡化？先把醫院裡中醫、西醫嚇人的診斷放在一旁，按這個思路來判斷：

第一，神是定的，而且是舒緩的。

第二，元氣不是太虛的，或者說下焦氣不是太虛的。

第三，中氣、消化能力，飲食、排泄是相對正常的。

第四，睡眠正常。

第五，幾個通道：出汗、小便、大便、月經是正常的。

這樣的病人，不管西醫診斷是什麼問題，只要找到對的醫師，甚至，如果沒有即刻的生命危險，不一定要找醫師，只要把工作停下來或減少，換個合適的地方生活，自己調整飲食、運動，精神穩定，很多疾病有機會不治而癒。

另一種病人，雖然只是感冒，病人自己也不當一回事，卻說：「醫師，我感冒了，有點難受，您幫我開點藥，明天我還得飛澳洲。」

雖然診斷上只是感冒，可是如果他中下焦氣很虛，虛到不能穩定供應肺氣，說話已經氣短了，也不能穩定供應心氣，嘴唇已經發紫了。其實他三焦的能量不足很久了，管道也不暢通。

如果病人自己意識不到真實的情況，醫師再沒有細心判斷氣機格局，只按感冒來治，就可能出意外，變成醫療事故。

因為不同感冒的施治方向是不同的。正常的感冒屬於上焦病，需要開。而這類虛性感冒，雖然有感冒症狀，但這個症狀只是標。本是虛的，應該闔。如果把需要闔的虛證感冒誤開了，大方向錯了，就容易有危險。

所以要忘掉所有的病名，先如實觀察這個活生生的人，看他的氣機格局，不能被症狀和診斷牽著鼻子走，否則會被誤導。包括到藥店買藥，不要說：「我感冒了，我要買點感冒藥。」任憑店員推薦，其實感冒藥也是要分清虛、實、寒、熱的。

不管是什麼病，先看下焦和中焦。為什麼我一直在講下焦、中焦，很少講上焦呢？因為上焦氣的源頭來自中焦和下焦，再與生存環境的清氣交換。清氣，是自然的、天地的能量，跟社會經濟環境一樣，是共用的。沒有太多可以調控的餘地，除非換個環境，所以這部分我們先不多講。

為什麼中醫非常重視脾胃、重視消化？因為這是最重要的能量來源，相當於每天的現金流，也是容易調控的一個環節。

下焦並不好調控。對於現代人，損傷下焦最重要的因素是太晚睡覺、神氣過用、用意太過、用眼過度，手機、電腦不間斷使用……《黃帝內經》說，眼睛是神氣出入之所，也是五臟六腑的精氣上注之處。

還有，當你深入思考一樣東西，想未來的一棟房子，或者用力想你特別喜歡或不喜歡的人，這時你就變成了一個發射塔，精、氣、神都發射出去了。

心知肚明，不假思索

開闔，不僅僅是在能量層面，更要留意精神的開闔。

現代人的體質、心質跟古代人太不一樣了。《三國演義》裡，關雲長的那把青龍偃月刀多重啊，八十多斤，得拿著打好多天仗，對吧？

《傷寒論》裡，比如說麻黃湯、大青龍、葛根湯，這些方子是強烈向外開的。我第一次用這些方子，是大學四年級在東直門醫院實習，幫一位做基礎建設的工人治療。他很結實，受了風寒，當時是在十一月份，高燒、骨節疼痛、頭非常痛，我開麻黃湯給他，一副就好了。

但是，城裡人能夠用這個方子的機會不多。我到了南方之後，發現用得更少。為什麼？柔弱之質，不需要那麼強烈的力量，也受不起。這種柔弱，是肉體、精神雙重的。

對於現代人來說，人的精神力、情感的豐厚飽滿度、肉體的力量，都在慢慢退化。現在有不少文藝作品、現代藝術，過度張揚了個人化的情緒和意志，在傳統文化來看，不符合平、常。

學中醫，要在生活中去體會。

比如我們看自己，看別人，看一幅畫，聽一首歌，能不能感覺到背後細微的東西是坦然平靜的，還是冰冷隔絕的？是表面熱烈，內在卻空虛不安的，還是表裡如一的？

如果這些都能感受到，開方子時自然就知道，這個人看起來很鬱，但不能大開，因為裡面很單薄；得開一點點就收回來。在選藥上，也要考慮氣味、性能都柔和一些的藥物。

這有點像在畫畫或創作音樂。我們要體會的是這個東西。「勢」和「機」，是要每個人自己去體會的。

記得大學裡，有一位同學非常努力，像活字典一樣，同學只要說一個觀點，他就知道出自《醫宗金鑑》第幾章的第幾頁。但我常常發現，這麼認真努力的學生未必會看病，這是一件很悲哀的事情。

為什麼呢？學習中醫，培養的是我們內心的感受力，而不是大腦的記憶和邏輯能力。

三個關鍵字，我們講過一個「勢」，一個「機」，第三個是「度」。

中華傳統文化最講究的就是「中」。在中醫眼中，「勢」代表已經或正在發生的一個很大的運行力量與方向。「機」是就某個病人而言，在此勢中，因時因地因人而有的一個合適的切入點，來幫助病人的氣機、神機回到「與萬物沉浮於生長之門」。

比如你是敲鼓的，和大家一起合奏，你不能想敲的時候就來一下，你需要跟著曲子本來的節奏，到一定的時候，來敲一下。這是機。

「勢」就是特定時空格局內人、事、物發展的方向。天地有它的「勢」，每個人、每件事都有它背後的「勢」，疾病也一樣。

找到合適的「機」，當下切入，心知肚明，不假思索，切入之後你就融在其中了。一切都是自然發生，無須思考的。如果你一直在思考，體會不到勢與機，就容易反覆顛倒，心中懊惱。這個鼓要用多大的力量敲？敲幾下？什麼時候該停？就會「失度」。

順勢、得機、合度，這就是傳統文化講的「中」。

「正行」與「正業」

生老病死，就像盪鞦韆。生命的鞦韆，其實就是開闔。跟著天地的大節奏，與萬物一起升降浮沉，開闔進退。

生命力強一點的，可以去航海、環遊世界，那是個大鞦韆；生命力弱一點的，在小心保護自己的前提下，也要跟著大節奏一起盪。

但不管你是大英雄，還是小凡人，都是躲不開生老病死的。對於疾病來說，醫師的作用是什麼？不是僅僅把眼光關注在把「病」消滅掉，重點是要關注這個「鞦韆的節律」不要被破壞。

對於疾病，只要把它控制在一定的範圍內，不要讓它破壞盪鞦韆的節奏就可以了。只要鞦韆能夠一直盪下去，生命的節律自然會把病帶好。這種調整很平緩、很安全，不會拆毀整座大廈。

為什麼要講這個呢？因為現在有一個很大的迷思：有病就要根治，不停地治，一直治下去。因此，病人甚至整個家庭會完全忘記正常的生活，沒有運動，沒有生活，沒有娛樂，沒有戀愛，什麼都沒有，只剩下整天緊張、焦慮地跟病魔對抗。

這是什麼？失常。你的鞦韆正在被人為擾亂，甚至停擺！這種情況下，即使你有資源，能找到全世界最好的醫師，也是沒用的。一個人要康復，必須進入真實有序的正常生活中，與萬物共沉浮、互交感的狀態裡，才能把病慢慢化掉。

所以關於養生和調理，真正重要的是盡可能去找讓自己安心和舒服的狀態。健康的人也是這樣，要在合適的時間、合適的地方，與合適的人，以合適的方式，做合適的事，這個就是養生。佛法裡叫「正行」、「正業」。

二〇〇七年，我在上海講中醫課，印象最深的是一位臺灣女孩子，她說：「李醫師，我現在想想過去的生活好恐怖，我本來下班後都要去酒吧喝幾杯。學了中醫後，我發現自己不想去了，原來那幫朋友也不想跟我在一起了。」

初次見面時，她給我留下的印象是，人長得很好看，但黑黑瘦瘦的，身心收得緊緊的，外面在笑，內在很緊張，睡不好，月經不調。

她在一家知名公司做市場宣傳，每天的工作是關心客戶的需求和媒體的發布。學中醫後，她開始留意自己的吃喝拉撒睡，關注身體、心情的變化，每天打坐，慢慢變成一個有知有覺的人了。

為什麼她學了中醫之後就不想做市場宣傳了？因為這個行業太開散了。開拓市場，就是有條件要開，沒條件也要開，沒錢也要開。硬開，消耗的是人的精、氣、神。

生活方式會影響我們的身心健康，從事的行業也會。這麼說可能會打擊很多行業，但這是很多臨床醫師發現的規律。

比如金融行業，尤其是搞風險投資、股票、融資的，還有做媒體、設計、科技的，凡是高壓、高速、高風險、無規律作息的行業都是非常消耗的。比如你在中國做美國股票，因為時差得半夜起來工作，還要經常參加兩個國家同時召開的電話會議，作息是顛倒的。

我們要在生活、工作中，覺知到這些對自己身心的影響。選擇對的大方向很重要。吃紅豆、綠豆有什麼好處，這些細節也有用，但這是碎片知識，需要和你自己的身心健康地圖一起看才會有用。學習中醫，需要學習一個完整的觀念和認知，你理解了，是可以馬上有感受、體會，馬上可以分析、運用的。

以我知彼

我們每次上課前都會打坐，常常有人說：「我人坐在那裡，但是不夠安靜，腦子裡有很多雜念。」其實，對於打坐，不是這樣看待的。實際情況是：只有在打坐的時候，你才有機會觀察到自己腦袋裡有多亂，心裡有多煩，身體有多不舒服、多緊張。因為平時沒有機會留意自己的狀態，需要留意的外在東西太多，諸如長官、客戶、合約、手機、電腦、貸款等。

我們打坐的時候，觀察到的身、心、意的狀態，絕大部分是平時生活中的基本狀態。所以，不管是在家裡喝豆漿，還是哪天去大飯店吃鮑魚，重要的不是留意外在的環境，而是自己當下身、心、意的狀態。

同樣的，身為病人，不管是得了感冒還是比較嚴重的病，重要的不是這個病名和病名背後的可怕投射，而是自己身、心、意的狀態。這個狀態決定了你是好轉向癒，還是惡化加重，也決定了醫師有多少空間、時間和資源來幫助你。

透過學中醫，希望大家開始去感受自己、觀察自己，然後至少知道：

1 吃了什麼東西舒服，什麼東西不舒服。

2 跟誰在一起舒服，跟誰在一起不舒服。

3 想什麼、說什麼、做什麼會比較安心，或者反之，會睡不著覺、糾結和難過。

一旦對自己身心的運作規律越來越明晰，就知道怎麼來調了。**生活中時時刻刻留意觀察自己，就可以時時刻刻調整自己**，這是真正的養生。

你會覺察到身、心、意如何和這個環境交感、互換，當有形無形的東西進入你的身心，產生何種結果，你對這個過程會慢慢熟悉、了然於心。

這個時候你再看古代經典，就會很清楚，因為古代醫書講的就是這個。但如果你沒有這些自我明晰的過程，你就看不懂。就像我不會游泳，所以不愛下水。你給我一本高階的游泳書，我看了也不會懂，因為缺乏對於水的覺受和經驗。

學中醫要這麼去學，不用太迷信書，要多感受自己。這是一個循序漸進的過程，慢慢地對自己有感受之後，自然而然就能感受到別人和周遭的變化了。

這個在《黃帝內經》裡叫「以我知彼」。

看古代經典與內在訓練

有同學問到選書的問題，我建議看古代經典，看這門學科源頭的經典書。《黃帝內經》、《傷寒論》、《溫病條辨》、《備急千金要方》，金元四大家，還有鄭欽安、李東垣的書，這些都很好。

書要看，但如果缺乏靜心和細微感受，深入觀察的訓練，只會用現代人習慣的邏輯概念，想馬上學到這些無形無相、有關「能量—資訊—精神」層面的知識，不容易。

大腦的運作有一個習慣，會選擇自己覺得簡單、容易吸收的東西，但容易吸收的東西對我們未必有用。所以，最好不要去看白話解釋、現代文翻譯，或者是某人的注解，這都是別人的二手觀點。最好看原文，重要的是你如何來理解和體會。

要想提高程度，最好用兩條腿走路：看古代經典與靜坐、站樁。後者，古人稱之為內在訓練。靜坐是學習中醫的必修課，如果你每天都坐，坐三個月、五年，會發現學習有了很大的進展（靜坐的方法可以參考南懷瑾老師推薦的「安般法門」，或者馬哈希尊者的四念住內觀禪修法門）。

我們的「神」像一杯水，「茶葉、灰塵」會慢慢地沉下去，雖然它們還在，但不再成為每天的主題來干擾我們，有時它們還是會翻攪起來，讓我們的心神飄動，即使是這樣，你仍會覺得比以前更清楚自己的狀態。這樣學中醫會事半功倍。

十多年前，一位法國的學生跟診學針灸，她有多年的打坐經驗，能感受到細微的氣的變化。有一次她問我：「中醫的這些邪氣，怎麼辨證？那麼多的觀點和診斷分析方法，到底用哪一種？」我就先給病人扎了一針，然後讓她感受。

如果一個氣球，你扎它一針，會出現什麼情況？漏氣。裡面原來是熱氣，就會漏熱邪，原來是冷氣，就會漏寒邪。這是壓力差，自然界的物理學原理。

我讓這位學生把手放在針上一尺的地方，她感覺到有濕冷的氣息黏附在手上，黏黏的，這是寒濕邪氣。熱邪則會像是從小風口往外吹熱氣。

心安靜，感知力精微的學生，對一般的風寒暑濕邪氣，用手就能感覺到。其實這是每個人都能做到的，只要你能夠靜下來。再細微一些，身心再調柔一些，別人的七情——喜、怒、憂、思、悲、恐、驚，你也能當下覺察到。

這個直覺天賦是每個人都有的，只是有的被遮住了部分，有的被完全遮住了。經過訓練之後，這些障礙會漸漸化掉，我們的感受會越來越精微。

發明創造與天授神傳

人的思想很容易浮動。當我們在等一個人時，或者上課還沒開始，大家在等老師時，有幾個人能夠知道自己的狀態？在這種神氣容易浮動的時候，有沒有可能藉此學習一些深入的、細微的東西，比如觀察自己和周圍的狀態。

瑞士針灸無國界組織的前主席、針灸老師雅克爺爺，來中國上課的時候告訴我們，人的學習與發展，除了在物質世界外，還有精神的世界，這也是華德福的觀點。

他說：「透過學習中醫和針灸，透過打坐和學習傳統文化，我們可以改變自己的身心和思想，擴展我們看世界的角度，讓我們的感受精微化，這樣才能有一個很好的基礎，去學習那些更細微、更深入的東西。」

要認真學中醫，如果不訓練自己的內心，不設法讓自己有安靜的能力，那只不過是學了一些文字、理論而已。

魯道夫・史代納是人智醫學和華德福的創立者，他也提到：「人類有更高層次的精神發展，也存在有更高層次的知識。」

二〇〇五年，我去四川甘孜州的佐欽寺，去之前讀了《西藏生死書》。藏傳佛教寧瑪派大圓滿教法的聖地就在那裡。佐欽很美，寺院和閉關中心背後是雪山，山上有聖湖。

有位活佛告訴我們，兩百年前那裡發生過一件真實的事情。寺院裡的一位堪布，相當於佛學院教授，平時給人上課，從來不懂醫，也不會看病，突然有一天接通了。幾年裡，每天在帳篷裡奮筆疾書，寫滿一張就扔在地上，他的弟子把這些珍貴的「紀錄」都收集起來。之後發現，他隨手寫的，有醫書和已經失傳的佛經。這就是「伏藏」。

伏藏，東西方的傳統裡都有類似觀點。比如，天使把一些能力或者智慧放在一個東西裡，或者岩石、湖水，甚至虛空裡，等待機緣成熟，後世的人來接受打開，傳下去。

比較有意思的是，這位堪布既不是醫師，也不會給人看病，但他寫了很多醫書。在藏地曾經有過但已經失傳的醫書，他把它寫下來了。

學習古代這些關於靈性的、能量的、無形世界的知識和智慧，與我們在學校裡的學習方法是不一樣的。

現代人愛講「發明創造」，古人常說「天授神傳」，或者說「傳承」。

再講個故事。西方人剛剛發現新大陸——現今的北美洲時，有很多印第安部落生活在那裡，野牛、森林、草原、狼……很多生靈在那裡自然生長。隨後的一百多年，人口從東海岸向西海岸擴展，建農場、修火車、挖金礦，就是現代歷史說的「地理大發現」、「探索、開發、圈地、買賣」。在這個過程中，原住民印第安人的文化和生活，以及自然環境受到很多破壞。

印第安人是如何看待「買賣土地」的呢？「我們在這片土地上生活了幾萬年，我們熟悉這裡的山水、草木、動物和神靈。我們屬於這片土地，而不是這片土地屬於我們。」他們無法理解把土地占為己有的做法。

按照傳統文化的觀點，一切已經出現和尚未出現的發明、創造、知識，都在一個叫「虛空藏」的地方儲存著，所謂「文章本天成，妙手偶得之」。這固然是古人的謙卑，也是實情。這個「虛空藏」就像現在的「雲端儲存」，接通需要密碼，需要合適的路徑。在這一點上，靜坐、吃素、修行，是一個調頻和接通的過程。

就像調頻收音機，你調到什麼頻道，就會接到什麼資訊。《黃帝內經》說「必清必靜」，「虛靜為保」。當我們更清淨、更安寧一些，就更容易接通一點。接通了之後，自然會理解。

所以，發明創造屬於「智」，是後天學來的。天授神傳，屬於「慧」，需要打磨自己，成為「法器」，才有可能承接。

第6章

病機與邪正：失常狀態下，人體能量的運行規律

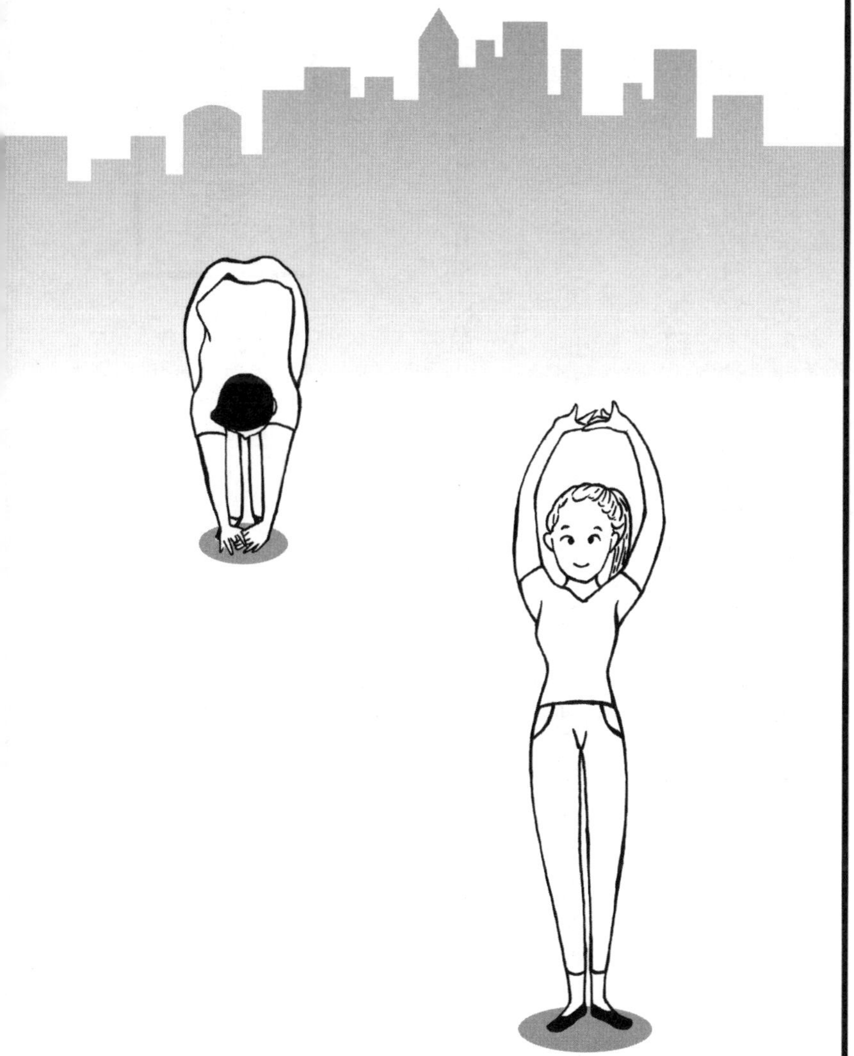

病機與邪正進退

三焦是人體能量生成和輸布的系統，三焦氣的運動稱為「氣機」。氣機運行的基本規律是開與闔。

氣機代表的是正常人體能量運行的規律，這是常，是與天地自然的節律相吻合的，白天開，晚上闔；春天開，冬天闔。

健康的小孩子，能量比較高的年輕人，自然能夠開得大一些，也闔得回來；同時，因為身體內部能量足，開闔的力量也足夠，適應環境變化和轉化的能力會強一些，所以容易保持健康。老年人能量偏虛，總體是要闔，轉化的能力就下降了，所以從身心狀態到社會適應，都會偏弱一些。這是規律。

在養生保健上，每個人不管虛實，如果生活中能夠跟上天地間大的開闔節奏，就不會有太大的健康問題。

病機是氣機異常運行的狀態，這裡有一個人體修復或平衡，與致病或失衡之間力量互相調整的關係，我們叫邪正鬥爭。鬥爭，就會有勝負進退。

圖 4　病勢：順逆以正氣為本

只要神定，中下焦充足，已在自癒。

階段一	正 +++++	邪 +++++	激烈反應	順	度	開
階段二	正 ++++	邪 ++	自然向癒	順	穩	開
階段三	正 ++	邪 ++	沒有反應	逆	助	闔－開
階段四	正 +	邪 +++++	生機不足	逆	救	闔

所有的病，不外乎「由表入裡」和「由裡出表」。

由表入裡，就是由上焦進入中焦，進入下焦，呈現深入且加重的趨勢；由裡出表，是往外的、減輕的趨勢（這裡三焦指的是「裡、中、外」的層次）。

這個趨勢決定了疾病的痊癒與惡化，也決定了健康與衰老。決定這個趨勢的關鍵不是醫師和醫療技術，而是病人身體裡有沒有能量，也就是前面講的氣機運動規律：實則開，虛則闔。

正氣充足，存於內，才可能開闔適度，邪氣自然就留不住。

臨證用藥的思路

在中醫的治療當中，以判清虛實為根本。

病人可能會說很多問題、指標、症狀，這裡痛，那裡脹……一個真正有經驗的醫師會回應病人：「哦，我知道了。」但他不會被這些表面問題帶著走，他關注的是：

1 先判斷大趨勢：病人在自身的恢復期還是惡化期。

2 判清虛實：中焦有沒有虛？下焦有沒有虛？如果是虛證，直接去攻打病灶和病症時，需要兼顧正氣，否則就是一個錯誤的方向。

3 體會、評估、定下治療策略：怎麼把下焦的能量增加一點，中焦多一些氣血，然後人體才有足夠的能量。

以上考慮的是大方向、策略，制訂具體戰術的時候，他會估算這些因素：

- **恢復正氣：**幫助正氣從裡透到外，達到氣機的開闔相對正常，需要幾天？多大的劑量？
- **看邪氣所在的位置：**除了從皮膚表面透邪，是否考慮走大便、小便、月經的管道。如果邪氣靠近上焦或在皮膚腠理中，讓它從裡面慢慢透出來；如果邪氣在中下焦或腸胃中，讓它從下面通出去。
- **氣候和地理：**最近是冬天，又下雨，病人住的地方又比較潮濕，行風去濕的辛溫類藥量要稍微大一點。
- **體質和心質：**如果他是身形比較厚實、沉默寡言、有點鬱的，那麼通經活絡，行氣活血的辛苦溫類藥劑量就再大一點，吃七天。

要是病人長得清清透透、細細長長的，身形不是很結實，生活很優越，這樣的體質，下焦通常會弱一些。處方需要稍微柔和一點，不能攻伐太猛，得有保護中下焦的思路，甘平味的藥類可以適當增加，比如甘草、蓮子、茯苓。

對於病人年紀比較大的案例，還要考慮更多。如果想用補藥來增加中下焦的能量，不是簡單放進去就行了，還要考慮人體是否有能力接受和利用，比如是否會「虛不受補」或者「上火」，或者產生其他意外。

人體的三焦，就像一個氣球或絲瓜絡。如果是一個「氣球有點扁」的虛證，有些通道是堵住的，有各種髒東西黏在裡面，我們叫「虛滯」或者「虛而淤滯」，那麼你要預先考慮到如果用補藥給它充氣，會出現什麼情況。

有的病人身體深處血分有淤滯，用了補藥後，不能輸布運化到全身，內外表裡的壓力不均勻，臨床上會表現為眼部、腦部壓力過大、疼痛，甚至急性出血，還有的會出現腫塊、瘡瘍和嚴重的皮膚黏膜反應。這類情況，在意志剛強、性格偏激又缺乏運動的偏瘦、偏緊的人體上很常見，而且情況挺複雜的，需要醫師細微的省察體會。

有的淤滯情況沒有那麼嚴重，但因為長期的運化不利，會在胃腸道、皮膚肌腠之間存有很多寒濕邪氣，醫師需要預估到這些情況，可以提前跟他說這個藥吃了之後，可能大便次數會增加，也有可能拉肚子；或者告訴他，你吃了藥之後，皮膚過敏可能會加重，但這不是病情加重，是因為身體增加了能量，三焦正在通行的調整階段。

告訴病人，這些都是正常的排病反應，不要擔心。如果出現這些現象，有兩個選擇：第一，繼續吃藥，但要控制飲食，尤其少吃點肉，增加運動、泡腳，幫助把身體通行的管道打開；第二，如果實在太難受，也可以停藥。如果能提前交代這些，病人就會安心很多。

這是傳統中醫看病的基本思考模式。其實現代的中醫，還得看很多病人遞過來的西醫化驗單，幫他們判斷吃的中藥、西藥是否合理，回答家屬的質疑，選擇合適的、患者聽得懂的表達方式……

所以，醫師在思考的時候，病人和家屬最好不要不停地說話，不要一大堆人圍著問他。本來醫師靜下心來，可以幫病人想到後邊七步的，腦子一亂，只能夠想到三步甚至一步，搞不好還容易出臭招，那你就虧大了。

記住：醫師是來幫扶你的正氣，來下好「正邪鬥爭」這盤棋的。

對於病人來說，他只需要觀察自己是否在「排病反應」的過程中，是不是基本生命狀態轉好或者不受影響，比如胃口、睡眠、精神、情緒……如果這些「基本面」受到了嚴重且不好的影響，那就不是「排病反應」，而是病情加重了。

針灸與心念

前面是臨床用藥的思維過程，針灸更簡單一點。用藥是先進入中焦，再進入人體大循環，然後發揮作用。針灸有點像員警站崗，作用是調節人體經絡的流量。

經絡好比交通網絡。人體氣血的運轉是有規矩的，就像城市的道路，有既定方向和規則，到了下班高峰，某個路口塞車了，員警往這兒一站，一指導，汽車自然會順著指示走。

《黃帝內經》的「留針以置氣」，說的是把針放在某處，該處氣的流量就會自然變化，與整體相和諧。

補瀉不是醫師完成的，如果你身體偏虛，一針輕輕扎進去，最終的結果會趨向於補。如果一個杯子已經沒有水了，能把水倒出來嗎？所有的治療，都是立足於杯子本來的狀態，其次才是醫師的意向、目的。

針灸作用的是人體的能量或資訊層次，比如當你收到禮物或送禮物時，無論禮物是什麼，它的背後是有心意的，仔細體會，裡面投注的情感是有厚薄的。有的禮物雖然很微小，你收到時，會覺得若有所得，好像是補你的。有的禮物看起來挺值錢，但感覺「有形無氣」。

所以，活在「有形有象」世界的現代人，如果能體會到「無形有象」和「無形無象」的東西，學中醫就容易了。

學習針灸，除了需要學習經絡、穴位這些具體的知識外，重點是培養感受和調整無形神氣（能量或資訊）的能力。

如同想像給朋友一朵蓮花，非常清晰地想像，這是一種能力。很多時候，我們想表達善意時，會有很多阻礙或猶豫，「我傻不傻呀？他會不會當我是神經病啊？」這就是障礙。

還有遇到某個有趣的場景，當下那個勢、那個機，你覺得好笑就笑，或者感興趣把它拍下來，但是，這事過去三天了，大勢已去，你還思前想後的，就很乾癟無氣了。這類猶豫的、思路不清的人，學習針灸會比較困難。

《黃帝內經》裡講針灸，說當刺之時是「間不容瞬」的。當你決定扎的時候是一瞬間的事情；《靈樞》第一篇〈九針十二原〉說「小針之要，易陳而難入」。這東西用說的很容易，但不容易深入。後面講「空中之機，清靜而微」。針刺的時候，有訓練的、敏銳的醫師能體會到細微的神與氣的變化。這種感覺「其來不可逢，其往不可追」。那個「清靜而微」的出現，不是守株待兔，是醫師和病人與當時的時間、空間一起感應出來的東西。

就像今天上課，我們討論到的所有內容，是大家一起創造的，這就是因緣和合。有可見的、可想的，還有不可言語的，或者想都還沒想到，但與此刻的我們有關的。我們生活中所有的瞬間，所有事情的生滅浮沉，都是因緣和合，是所有的力量一起出來的結果。

慢性鼻炎的診斷思路

每個人都會希望生活不要那麼累，做事順利一點，有一點空閒的時間，還有足夠的收入維持正常的生活。

要達到這個目標，能不能先從習慣性地只關注自己的目標和想法的狀態中往後退一步？從習慣性地用力達到目標的習慣中往後退一步？

如果一群人興奮地開會，每個人在別人發言的時候，沒有能力去傾聽，瞭解別人的想法和需求，而是被自己的情緒、意圖、各種想法，牢牢地控制在自己思維的小漩渦裡，這樣的會議只是一個人的表演。人很多，但其實沒有觀眾，更不要說大家討論出一個對彼此都有利的合理方案了。

很多人的人生都是這樣，不抬頭看一下大家需要什麼，對大家有利的是什麼，只顧悶頭玩自己的，只顧做自己認為很好、很賺錢的「事業」，所以很辛苦，也沒有期望中的回報。

有沒有可能往後退一步，定神看一下，此刻「勢」是什麼？我有什麼？何時有合適的

「機」切入？「度」是什麼？何時「開」？何時「闔」？我們要睜開眼睛，學這個東西。

如果你在生活中慢慢有這種體會，學中醫就真的是籠中捉雞。

聽眾：我每年八、九月份過敏性鼻炎最嚴重，有生不如死的感覺，眼睛、頭部、耳朵癢，晚上睡不著覺，我的上、中、下焦哪裡出了問題？

李辛：你多大年紀了？

聽眾：三十七歲。

李辛：現在是在發作狀態嗎？

聽眾：是，正在慢慢減輕。

李辛：你能站起來讓大家看看嗎？這是望診。你能把手臂露出來，讓大家看看嗎？能看出很多東西。

望診，第一是看氣色。色容易看，氣怎麼看？看有沒有光采。沒有光采，臉色暗沉，代表神氣不足，在虛症和慢性病，就是難治的。氣還分清澈和渾濁。渾濁代表身心不夠乾淨，積壓的東西多。

第二，看臉部和身形是不是飽滿。胖瘦沒有關係，瘦人也有飽滿的，就怕瘦人是癟或是乾枯的，胖人是虛腫的。飽滿和光華代表有沒有神氣。這個部分，中醫和看相有相通之處。要注意飽滿不是壅滯，光澤不是浮在表面的油光。然後才是看顏色。

我們可以日常就練習望診，在公車上看，走路也可以觀察。我就是這樣學習的，再看古代望診的書，從觀察中找到規律。

從她的臉來看，光華是不足的，偏暗，但以三十七歲的年齡來說還不算太差。在整個臉當中，鼻子有些黑，代表脾胃寒，消化功能不佳，肌肉的充實度也不是很足，這都顯示出「虛象」。

（該聽眾有些興奮地回應：是的是的。）

不要那麼激動，這也是一個訓練，不要那麼容易就興奮起來。激動、興奮是一種浮動的狀態，會把你帶離需要的專注。

傳統的訓練跟流行文化的差別是很大的，比如看歌舞晚會和綜藝節目，它的目的就是希望你激動、感動、忘我、迷失。這是兩個不同的方向。

我們接著看，脾主肌肉，肌肉不夠飽滿，代表中焦是不足的，再加上鼻子發黑，代表中焦偏虛寒。

為了避免望診的主觀，我們需要再問一下：你能不能吃冷東西？

聽眾：不能，從來不吃冰淇淋。

李辛：這是中焦虛寒的證據，證實了望診的推測。診斷的過程，就是醫師先望診，心裡有個整體的感受，然後再問，是確認。中醫的思維過程是可以非常有邏輯的，我們每一個診斷都應該清晰，有證據。

我們接著往下問，比如，你平時容易出汗還是不常出汗？

聽眾：平時不太出汗，運動的時候有一點。

李辛：皮膚會不會乾？

聽眾：會乾。

李辛：冬天的時候手腳冷不冷，或者在一般人手腳不冷的時候，你的手腳冷不冷？

聽眾：會冷。

李辛：這些問題也是「虛證」的證據。手腳冷代表中焦、下焦能量不足，或者神氣緊滯，氣不能通達於四末。皮膚乾，汗少，證明表氣或上焦氣不足，也可能是中焦或下焦不足。我們再問，會有拉肚子或便祕的問題嗎？

聽眾：有便祕。

李辛：幾天一次？

聽眾：平時週末在家裡很正常，一緊張就便祕，大約三天一次。

李辛：一般便祕超過三天的話，虛的程度比較嚴重，再次肯定了中焦虛。你便祕多少年了？

聽眾：我只要生活節奏一緊張就這樣。

李辛：一般來說，如果便祕多年，還要考慮下焦虛，但這是一個假設，我們可以繼續尋找證據：你會有頻尿嗎？

聽眾：有。

李辛：晚上有幾次呢？

聽眾：至少兩次。

李辛：這是下焦虛的明顯證據。我們還可以再找新證據：你有腰痛嗎？

聽眾：有。

李辛：兩條腿站久了會沒力氣或是發麻嗎？

聽眾：打坐時會這樣。

李辛：這些都是在進一步地論證，現在可以確認：她的下焦是虛的。因為是女生，我們還需要問，月經量少或者有痛經嗎？

聽眾：沒有。

李辛：這個代表血分的部分是通的。請注意，我並沒有把問診的重心放在關於鼻炎的具體問題，因為這只是一個症狀。辨證是把一個局部的症狀，納入整體的氣機來判斷。

現在我們知道：她屬於中焦虛寒，下焦也有點虛，她的鼻炎是在這個基礎體質上的鼻炎。因為中焦、下焦的能量不足，不能輸布到上面，所以鼻子這部分處於能量瘀滯狀態，可能只運行了三十%。她的中焦、下焦可能只有正常情況的六十%至七十%，她的氣機格局就是這樣的。

聽眾：為什麼我每年八、九月份嚴重發作，其他季節都沒有，這兩年是最嚴重的。

李辛：我先問你幾個問題，你睡眠踏實嗎？

聽眾：我睡得還算踏實，就是常做夢。

李辛：這是可以看出來的，為什麼呢？你們看她的體型、神色，是屬於比較輕靈的還是比較厚重的？

其他聽眾：輕靈的。

李辛：對。一般來講，輕靈的體型，神氣也容易敏感，容易被擾動，加上中、下焦又不足，就像一艘船，壓艙物也不紮實，所以更容易飄動。

除了鼻炎以外，你有沒有皮膚過敏這些問題？

聽眾：沒有。

李辛：這個問題主要是評估體內邪氣的量、壓力，以及除了鼻部有無其他的排邪通道。鼻炎，其實是她的一個排病通道，一個病灶，氣機在那裡停滯了，不能好好流通。她上焦、中焦封閉（汗少、手腳冷、便祕），長期下來，身體裡會累積髒東西。平時汗不多，上焦有些瘀滯，鼻子成了排邪的固定通道。

你鼻炎的症狀是打噴嚏多，還是流鼻水多？

聽眾：都有。不能到草地裡去幹活，不能聞蔥蒜味，也不能掃地，因為灰塵會引起過敏。

李辛：大家想像這是一種什麼狀態？這個狀態，有沒有像杯子裡的水裝得很滿了，稍微晃一下，就會溢出來？

這代表她的正氣雖然虛，是不足的，但因為還有表氣和中焦的淤滯，身體裡的壓力不小。容易激動的個性、敏感的神質，使得氣機常常升浮在上，所以稍有外部環境的不適宜，就會引發過敏症狀。

你平時會有泡腳的習慣嗎？有沒有跑步或散步的習慣？

聽眾：偶爾。

李辛：這也代表「開」的管道不夠，體表和體內積累的淤滯就容易停留。這樣的體質，需要溫和地打開。為什麼立秋之後的兩個月會加重呢？因為秋冬是天地之氣往回收闔的時候，相應的人體三焦氣球裡，能量會多一點。

你身體的氣球氣不足，幾個層面也不夠通暢，精神又容易升浮在外，相當於杯子的容量只開放了上半部分，下半部分都沒有打開。所以到了秋天，身體順應天地之氣，得到更多的能量，但是你卻裝不下，也利用不了。

也就是容量有限，管道不通，三焦運轉低下。有個詞叫「開闔不利」，就像這扇門，想開也不能開到最大，想關也關不嚴。

所有的慢性病都是「開闔不利」。

精神不要離開身體太遠

中醫常常講「調神」。

很多人覺得調神很玄。為什麼呢？

我們的認知過程中，思維用的原料（感受與概念），表達用的語境、知識體系、模式是現代版的，偏重文字、概念和理論、分科。但是，因為現代人缺乏對無形的神、氣的感受與經驗，教育過程中也沒有接觸過這個領域的概念，所以，讓現代人面對這種既未感受過也未接觸過的傳統醫學概念，自然是有困難的。

一些謙虛謹慎、心胸開放的學者，會一邊存疑，一邊學習，並且小心地求證。這個求證過程不僅僅是知識的學習、概念的澄清、理論體系的對比與重建，更重要的是在自己的身心感受和外在環境、人、事物的交流互動中，真實地體會到傳統文化、傳統醫學的實質與現實世界的契合。

而大腦習慣立足於已知去對待世界，往往會盲目反對，顯得僵化而封閉。

從心理學來說，人對於無法理解的事物，通常都會心存恐懼。很多時候，反對是一種有一定保護作用的條件反射，反對程度越高，代表內心的恐懼和心智的固化程度越強。

傳統與現代，有著不同的思維程式。一個裝了 Excel 的腦袋，碰到一個裝了 Word 的腦袋時，彼此都會覺得對方很玄，而且他們可能會立場統一地懷疑 Photoshop 先生的世界觀，認為他有幻視，需要吃藥。也可能走到另一個極端，崇拜得不得了。

關於調神，再換個說法，大腦是人體生命活動調節的中樞，現代研究認為，人的下視丘下方是垂體腺，是人體所有內分泌腺，包括胸腺、腎上腺、性腺的控制中樞，因此大腦控制著人體的內分泌系統、神經系統、免疫系統。假如一個人的精神心理狀態比較穩定，他的肉體功能也會相對和諧一點。這是近二十年來現代醫學的研究進展，叫做「精神—神經—內分泌—免疫」調節軸。

這個說法聽起來好懂一些嗎？其實大部分人並不知道這些術語表達的是什麼意思，不過覺得挺科學的，就接受了。

對於中醫，現在大家比較關注一些具體的治病方法。但《黃帝內經》認為，**治病是失常嚴重而不得不做的事，養生才是大道。**

養生的方法很多，從形氣到精神，有不同層次。首先是養神。有句話叫作「精神內守」，「形與神俱」也是同樣的意思，即精神不要離開身體太遠。

傳說印第安人有個風俗，走得太快時會停一停，白人就問他：「為什麼要停下來？」印

第安人回答：「走得太快了，我的靈魂跟不上。」

這類認識在《黃帝內經》裡是非常多的。被思想拖著的肉體走得太快，或是想得太遠，就容易「魂飛魄散」，因而「形骸獨居」，就離行屍走肉不遠了。

「精神內守，病安從來。」就像一個房間裡，主人在家，小偷就不敢進來。精神內守的時候，人就像不漏氣的氣球，三焦會運轉得很好。如果你總是有很多遠大的發展計畫，一直在思考，想得很遙遠，心到處跑，而不在自己這裡，晚上也不好好睡覺，那就是「開而不闔」的狀態。如果一直處在這種狀態，就會虧空。

《黃帝內經》對養生和養神還有一個更高的要求：「恬淡虛無」，接近道家、佛家成就者的狀態。「恬」是安靜、安然的意思，帶著放鬆的、微微的甜美。而電視劇裡常見的大喜大悲是相對偏執、失中、失守的狀態，不是一個平常的中和狀態。

這個「恬」如果換成「甜」，即「甘」的意思，中藥有一個原則叫做「甘以緩之」，意思是所有的藥，只要是甜的，比如甘草，就能讓人的精神、身體的運轉，包括人看待問題的方式及態度柔和、緩和起來。

現在很多病，源自缺乏「緩」，比如神經衰弱、焦慮症、躁鬱症等，都是這個時代常見的，其實是大家陷入了一種太快、太急的精神心理生活狀態。

太急了，神就飄在外面，氣機也浮動不定，既緊且亂，生理功能也就跟著失調了。所以中醫認為一切病開始先是神病，然後是氣病，再到血病，最後才到什麼？形病。

「淡」是什麼意思呢？「不那麼在意，無可無不可，都可以。」於是就有了很大的空間，這樣也可以，那樣也可以；不是有所期待，執著於目標，也沒有想要控制局面。這個狀態，年紀大一點，經歷多且能「精神內守」的人比較容易做到。

所求所想的少一點，有為的習性輕一點。佛法常說「自淨其意」，儒家講「思無邪」，道家說「為道日損」，都在講要簡單一些、樸素一些。

簡單、樸素了，神就容易安下來，因為不折騰了。「狂心稍歇」，神就容易清淨。故宮有乾清宮，「乾」就是天，天對應神、氣，地對應肉體。《黃帝內經・生氣通天論》說：「蒼天之氣，清淨則志意治，順之則陽氣固，雖有賊邪，弗能害也。」清淨的時候，你的精神志意就相對穩定調和，陽氣闔得住，邪氣就不容易傷害你。

「故聖人傳精神，服天氣而通神明。失之則內閉九竅，外壅肌肉，衛氣解散，此謂自傷，氣之削也。」這裡是講精神失於專注穩定的後果，此謂自傷，會消耗我們的生命力。

當壯士身處文明社會

關於形、氣、神的望診，在平時生活中就可以觀察學習，《黃帝內經・靈樞・根結篇》描述了不同類型的體質。人有「骨節之大小，肉之堅脆，皮之厚薄，血之清濁，氣之滑澀，脈之長短，血之多少……」。還談到布衣匹夫之士和王公大人的不同，後者往往「身體柔脆，肌肉軟弱」，不能耐受太強烈的治療。現代城市裡，很多人的體質和心質都柔弱無力，體魄、心志不足，生活、學習和事業就會辛苦些。

簡單來講，「形」有輕重與厚薄，氣有虛實開闔，神有定散、敏鈍、清濁。比如張飛、樊噲身形厚重，他們的氣是什麼樣的呢？作為武將，大多是厚重偏實的。以他們應對危難的自如和靈活來看，神是相對定且敏的。

想像一下蕭何。蕭何的神肯定也是定和敏，更是清晰的。他的形氣呢？跟武將相比可能稍微薄一點。

林黛玉，她的神很敏感，但很弱，而且不定，才會被細小的事物擾動，看到花落就觸景生情。現在很多人還追求這個調調。這裡有種病態的美，卻是生命力不足的表現。林黛玉的形氣肯定是不足的。

我們還可以從傳統的相學上，來學習體會中醫的望診。相書上講：形氣神偏厚且定的人主富，有錢、有資產、有資源；形氣偏清，尤其是神氣偏清透乾淨且定的人，主貴。一般來說，出家人的神氣也是偏清的，因為不入世；有風骨的文人、藝術家也有清逸之氣，因為與大自然交流得多些；清官，因為潔身自好，有清正之氣。神清一點，身體就乾淨些，邪氣少，即使邪氣進來也不容易留下。

厚的人寬容一點，能容，能化。神氣清是好事，如果太瘦、太虛，容易孤僻或者挑剔，容化的力量不足。各有長短，要取長補短。

從臨床來說，厚重的人吃素淡一些比較好，因為厚重容易存東西，留邪氣。

李辛：現在問題來了：體質或神質偏厚重的人，氣的運行是偏開還是偏闔？

聽眾們：闔。

李辛：對，他們容易闔，所以容易收聚東西。這個趨勢就決定了他們未來容易發生的問題。

比方說張飛或者李逵那種體質的人，畫裡都是膀大腰圓的，喜歡吃肉、喝酒，他們的三焦是一個大鍋爐，需要的水和煤很多，火力大、功率大，壓力也大。他們要是活到五十歲以後，比較容易得什麼病？堆積的病。

聽眾：脂肪肝。

李辛：對。還有比如高血糖、高尿酸，如果脾氣暴一點又不愛運動，容易得高血壓。

這樣的人氣壯如牛，如果在古代去打仗，要背幾十斤的兵器，戎馬生涯能夠化解內在的壓力和堆積的力量。現代很多三高的人，如果活在古代會健康很多。

我剛到北京生活，在買菜時碰到一個賣豬肉的北方男人，像古代的樊噲，夏天上半身裸露，胸肌發達，都是毛，一身汗。我說來兩斤肉，他不屑地看看我說：「兩斤？」北方人都買五斤、八斤燉一鍋。我說：「人少，吃不了那麼多。」他說：「好吧。」手起刀落剁下一塊，一量就是兩斤。這在古代是壯士，在文明社會是很悶的。哪怕以後他有錢了，喝高級紅酒、開BMW，跟很多小心翼翼的文明人周旋，那個雄壯的生命力還是沒去處。

現代的城市生活中，人們頭腦用得多，身體用得少，坐得多，動得少，社會要求循規蹈矩。但很多人的內在有像武將一樣的生命力，所以很多能量就沒有去處。

城市裡有香道、茶道、書畫興趣班、參禪打坐等活動，但是靜的多，動的少，需要坐下慢慢練的多，痛痛快快出汗的少。中華傳統文化不只有文雅的一面，也重視勇猛精進、浩然蓬勃、自強不息的生命力。

雖然書畫、茶道也是表達生命的一種通道，但還不夠，我常常推薦人去學武術，比如詠春拳、八卦掌、形意拳。這類把力量發出去的「陽性」活動，適合厚實的族群，以及身心內部有能量但沒合適通道的族群。慢跑、徒步也可以。

生命力需要透過合適的方式達到開闔得當。開得出來，收得回去，得到一個「中和」的自然狀態，不能瘀在裡邊。

自我康復的五種方法

病是一直都存在的。病名、症狀、位置和程度，會變來變去，一會兒隱藏，一會兒顯現。實際上它基於我們的體質、心質，以及用什麼樣的方式在跟這個世界交流。

身體這個小宇宙，始終受著天地大宇宙的運行變化，以及我們選擇的生活、飲食作息、所思所想、行為舉止等因素的影響。

體質有先天的部分，根據「五運六氣學說」可以推算出來。我們出生的時間像一組密碼，或者說天地這個大工廠的出廠編號，每年有不同批次，甚至每個月、每天、每個時辰都有不同。

體質除了先天的部分外，還有後天的部分。身體像一輛汽車，神就像開車的主人，怎麼使用、保養、維修也很重要，幾年、幾十年下來就形成了不同的後天體質。

比如一個天生瘦弱的人，如果沒有用持續合理的運動強化肌肉，也沒有機會去野外露營、徒步，又沒有結交喜歡運動、陽氣足的朋友，那麼他瘦弱的格局就容易定下來。到中老年以後會有什麼問題？虛，神經衰弱、胸悶氣短、心慌，走幾步就喘，沒力氣、肌肉痠痛、關節痠痛。再老一點，就會記憶力、聽力嚴重下降，看東西不清楚，等等。

能量不夠、身體虛弱的人，往往習慣於以「虛」的心態和「迴避退縮」的方式跟社會交流。相應的，外界也會以對待「虛弱者」的方式來回應他，這在心理學叫「鏡像效應」。虛弱相的人，容易安於固化，不易改變，這個要注意。

能量不夠的人容易經常處在自我保護、吃藥看病、過度養生保健的狀態，但這個習慣會讓他越來越弱、越來越病。

如何判斷病好不好治？身為醫師，病人一進來，先看他的神定不定。如果有家屬陪著一起進來，家屬的神定不定也能說明問題。如果病人和家屬神都很定，很舒緩，不管什麼病都好治。

因為神定，氣機就是穩定的；神舒緩安定，氣機就是和緩柔軟的，人體的順應性會比較好。

唐代大醫家孫思邈說，凡是得了病的，第一，應該先把神定下來，收一收神氣。那些沒必要的事情，傷心傷神的事情先斷掉，躲一躲，避一避。第二是導引，像太極、站樁、八段錦、八部金剛、易筋經、瑜伽，或者走路、跑步、運動都屬於這一類，幫助「形與神俱，氣血暢達」。第三，調飲食。這是調中氣，吃合適的東西很重要。第四，按摩。第五，針灸。

如果以上方法都不行，再吃藥。這是古代大醫建議的最後一步。

所以，當你有不舒服，不要急急忙忙去吃藥或上網胡亂搜尋，給自己扣帽子。當你這麼做的時候，你的神非但沒有安靜地在自己的身體裡有序地巡邏和修復，而是跑到外面去，更消耗了。

有問題的時候，先定一定神，想想最近有什麼原因影響到自己的身心。是吃的不對？遇到了哪些事情？心情不好？睡得太晚？太忙，忘了自己？缺乏運動？……先反省一下，只要不是太急太重的病，先調整生活方式，通常很快就會恢復，而且每一次都能提高對自己健康認知的全面度。

昨天有位老師肚子痛，請我幫他針灸。我問他覺得是什麼原因，他說，我覺得是受寒了，而且吃的食物不對。他很清楚，這樣的病人是好治的病人。

如果來一個病人，他說：「啊……我痛死啦，醫師，怎麼回事啊？是不是中毒了呀？是不是吃壞了呀？」胡亂問一堆問題——神已經不定了。

治療，是醫師幫助新病人自有的正氣、人體本身的調適能力，發揮作用，消除障礙，回到平衡。這個過程中，醫師跟病人是一起合作的夥伴關係。如果病人神一亂，後面的治療就不容易順利進行，醫師會很難做。醫師常有「我本將心向明月，奈何明月照溝渠」的感覺。

萬病一法

有同學問前面提到的慢性鼻炎病例的解決方案。我們先回憶一下：她下焦稍有點虛，中焦虛寒，表氣封閉。

下一頁圖5右圖是氣機的輸布圖，為了便於講解，左圖是有形有相的身形圖，但這兩張圖其實是同一個東西。

下焦、中焦不足，屬於虛證。虛的時候，氣機的自然運行規律是什麼？「虛則闔，實則開。」

「闔」就是收縮。這個人的氣機有點像一個癟掉的氣球。在中醫來看，鼻子這個地方出問題，是因為能量不夠，癟掉的氣機無法給鼻子流暢地供能，這是基本原因。

第二，人體生命活動的運轉程度低，就會有多餘的痰濕風寒停留。

身體氣機的運轉，現代醫學叫代謝，中醫叫氣化。氣化就是在人體內部進行的能量、資訊、物質的轉化，也包括了能量的流通和內外的交換。

比如吃一塊牛排，經過人體中焦轉化變成中氣；聽一首交響樂，幫助神氣得到很好的「舒

圖 5　三焦：氣的生成與輸布

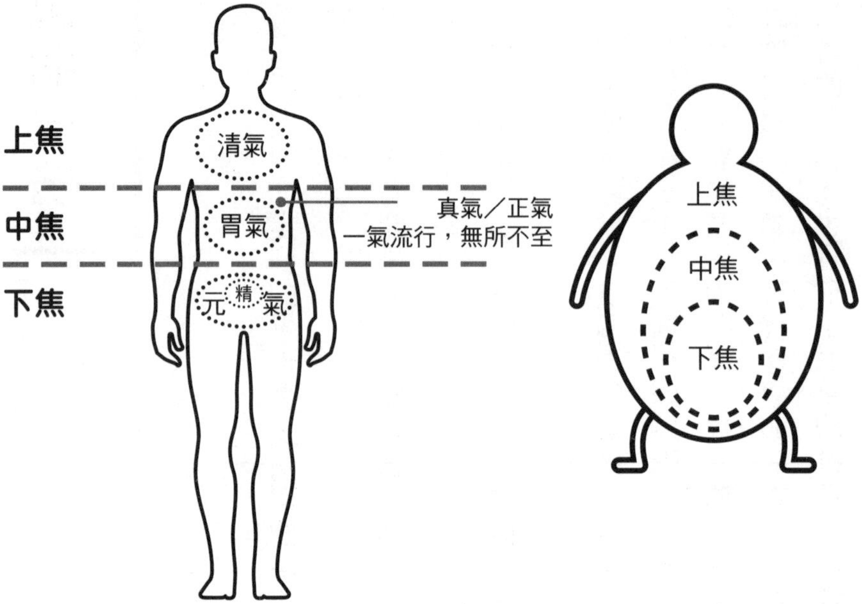

展運動」；到森林去，清氣得到補充；適度的曬太陽，補充陽氣，幫助身體的氣血運行得更好……

要改善鼻炎，怎麼來做？很簡單，下焦、中焦需要加強，加強以後，人體會有更多的氣，氣自然就會擴散充盈到全身，癟掉的氣球會充實起來，鼻子這個部分重新得到濡養；同時，原來封閉的通道和受限的功能會提升，氣化更充分，身體裡廢料會少一點，體內的壓力會小一點，鼻炎的各種症狀，比如鼻子癢、噴嚏、鼻塞、流鼻涕就會消除。

氣機飽滿、流通了，毛孔會打開，她就會有正常的出汗，然後手腳也會溫熱。

我們想像一下，如果一個城市的巷弄都封閉了，人就只能走大馬路。人體的鼻子就是經絡大馬路的一個開口，原來身體內部的壓力和垃圾，無法從「小巷弄」分散運出去，只能從鼻子出來。等全身的大小氣脈都飽滿、暢通後，就可以從全身體表和四肢末梢出來，內部壓力小了，通道多了，氣血循環和修復能力高了，她的鼻炎自然就好了。

這是中醫治療鼻炎、皮膚病，或者慢性咳嗽、老年風濕等虛實夾雜問題的基本思路。其實，所有的病都是這一個思路，傳統叫做「萬病一法」。

很久以前，我曾經得過三個月左右的嚴重鼻炎，每天早上起來就打噴嚏、流鼻水，跟剛才分析的案例類似。那時我媽給我下診斷：「完了，你這是過敏性鼻炎，電視裡的專家說要吃很長時間的藥控制，治不好的。你床上一定有很多螨蟲，要殺掉……」

不能治好嗎？可以治好。怎麼治呢？

先分析病因。那段時間，我在一家中醫機構負責跟海外某大學的一個中藥研究項目合作，連帶著中藥產業化的分專案。因為當時公司的情況有點糟糕，我們都期望能夠借助這兩個項目讓公司好轉過來。年輕沒經驗，不知道自己能力有限，也不明白時勢不對，以為努力就能成功。然後，沒有成功。

沒有成功，在《黃帝內經》裡叫什麼？失志。這是生病的一個很重要的原因。失志，就是讓你精神專注的目標消失了，原本希望達成，持續投入神氣的事情落空了。

失志之後的表現呢？每個人都不一樣。我是每天玩遊戲「命令與征服」（Command & Conquer）到半夜兩點，第二天還要上班。這樣的狀態持續一個多月，也不運動。損耗精神氣血，消耗下焦。

當時吃東西也隨便，常常晚上吃一鍋羊蠍子，再喝冰啤酒。本來神氣渙散，下焦已經不足了，整個身體缺乏運動，導致氣機運轉也不利，又吃冰啤酒、羊肉，使得中焦運化更不利。身體裡有很多濕濁、濕熱都化不開，體內壓力和垃圾的一部分就只能經由鼻孔排出來。

我媽的說法雖然不是正解，對我也是個警醒。我跟她說：「我治給你看。」我把遊戲戒掉，每天晚上都出去站樁、走路，早上起來跑步、打拳。一個月就好了，沒有吃任何藥。

就像孫思邈說的，重要的是調整精神、生活方式、飲食和運動。

中醫，不要求人有那麼多面面俱到的限制和忌口，要掌握重點，生活和身心要有廣闊的空間。要注意的是，每個人的體質、心質不同，在康復的每個階段都有不同的重點，必須留意在這個階段必須要做的事情和不能做的事情。

當時我的情況，必須要做的是早睡覺，不耗精神；跑步，增加開的力量；不吃那些消化不了的、損害中氣的東西。這三樣是重點。

中醫需要人有判斷「勢」的能力，不然會被症狀牽著走，把人體所有的反應、症狀、不舒服，都看成是需要消除和對抗的。

我們要去看一個病和症狀背後人體氣血的消長，重點是看精、氣、神的消長，而不是症狀的變化。同樣是症狀復發，有的是因為能量下降，體質下降，病進而正氣退，這個是需要處理的；有的是因為季節、環境、認知、心情、生活的變化，使得能量提升，正氣進，而發生邪正鬥爭，出現了積極的排病反應，雖然症狀可能更嚴重，但這是一件好事情。

這個判斷能力，是我們需要留意和培養的。我們叫做「標與本」，千變萬化的症狀和病名是標，是表面現象；背後的決定因素是本，正氣，精、氣、神。

調治慢性病的原則

每年秋冬和開春的時候，慢性支氣管炎、過敏、風濕、鼻炎等各種慢性病多發，但大部分人不去尋找背後的原因，只是想，「我的慢性病又復發了。」

很多慢性病的復發，是人體在應對各種內外的原因。能量高了，人體就自動開始排除體內原本相對靜止的、積壓的邪氣了，其中，風寒濕毒、痰食瘀血是最常見的。

在沒有「復發」之前，這些邪氣其實在體內的不同部位和層次停留，只是因為人體沒有足夠能量，所以沒能力發生邪正鬥爭。雙方相安無事，看起來很好而已。

當病人和醫師都不加辨析地認為「復發」是件壞事的時候，會出現什麼情況？當然是想趕緊把它去掉，但實際的做法卻多半是把它掩蓋住、壓制住。

比如治療發燒、感冒、鼻炎、皮膚病、過敏等有熱症的病，如果沒有整體思維的中醫治法，可能會用一些類似清熱解毒藥把它壓住；沒有整體思維的西醫治法，則是用抗生素、輸液、激素把它壓住。所謂的「治好」，其實是暫時壓住、掩蓋症狀而已。更麻煩的是，這種治療把人體氣血上升而有機會排病修復的「勢」打斷，「機」毀掉了，這樣的治療思路在傳統中醫裡叫做「逆」。

這種情況，在心理學也比較常見，有些家庭的家人之間一直相敬如賓，從不吵架。有兩種可能，第一，高智慧、真修養；第二，可能是掩蓋矛盾。

生病、吵架，這種看似不好的爆發，背後也可能是個體能量的提升、心智的發展、自我的覺醒、溝通的必須深入，人的整個身心能量在提升、改變和突破。

我們要靜下來，才認得出。

如果確實屬於能量提升引起的正向邪正鬥爭，這裡有幾個大原則供大家參考：

第一，在總體思路上，要「順其勢」。比如說，一個鼻炎病人，每年三、四月都會加重，這個時候是春天，人體順應天地，是在開的狀態，正在把邪氣往外排。如果病人不是很虛，精神、飲食、睡眠、體力還不錯，我們要順應這個方向，大方向應該是什麼？開，幫助排邪。盡量少用抗過敏藥，或者控制表面症狀的中藥。

第二，「利其行」。順勢而開的時候，假設他正在感冒咳嗽，我們判斷他下焦、中焦都不虛，那仍然屬於人體的排病反應。如果表氣尚未開通，需要發汗，那我們就輕輕推一把，幫助這個排病反應，這就叫利其行。生活上，可以增加一點運動量，泡腳、走路、打太極，也都屬於利其行。但是在這種情況下增加運動量，要掌握一個「度」，不要讓自己感到體質和精神有衰弱的感覺。

再比如，有的人吃了髒東西，自己能量很足，就以拉肚子的方式排邪。這種腹瀉是人體在自癒過程中的排邪反應，不能單純止瀉，也不能往上發表，把本來離後門更近的邪氣滯留在三焦內，不讓它往下走。

第三，「握其度」。要根據這個人的體質虛實、生活狀態和季節，調配合適的力量來順勢利行。

第四，「固其本」。透過早一點睡覺，適當的艾灸、站樁、打坐來幫助闔固下焦。吃合適的食物，不吃涼東西來加強中焦。

每個來求醫的人，身體在先天體質的基礎上，經過幾十年的使用和各種疾病的侵蝕，會有一個基本固定的格局。治療的當下，醫師需要意識到，**每個生命像一條河流，健康與疾病像股票曲線一樣在這個已有的版圖裡上下交織著前進。**

醫師透過交流，透過針、藥來幫助病人；病人透過提高對自己和生活的認知，改變生活方式來幫助自己。這一切都是幫助病人從舊有格局裡出來，進入更高、更完善的氣機格局。一段時間後，生命的運轉自然會把這個病化掉。

以上四個原則，是各種慢性病調治的基本思路，也是「萬病一法」的思路。很多人都不信，會問：「真的嗎？」「皮膚病真的就這麼好了嗎？」「過敏性鼻炎真的能治好嗎？」如果你真的理解這些原則，改變自己，真的能在日常生活裡有意識地做到，就能好。

我們再總結一下原則：「守中央，通四方。」把中焦、下焦的能量增強，幫助通往四面八方。

「通四方」有幾個具體指標：第一，皮膚出汗正常，代表內氣能夠布散到表面；第二，大便通暢，代表中焦氣能夠流通；第三，小便順暢，代表下焦氣能夠流通；第四，女性月經正常，代表血分流通正常；第五，四肢末梢溫暖，中醫叫「四末」；第六，情緒表達、人際交流通達無礙，代表神氣暢達，這一項非常重要。

第7章 經絡與穴位：能量解剖學

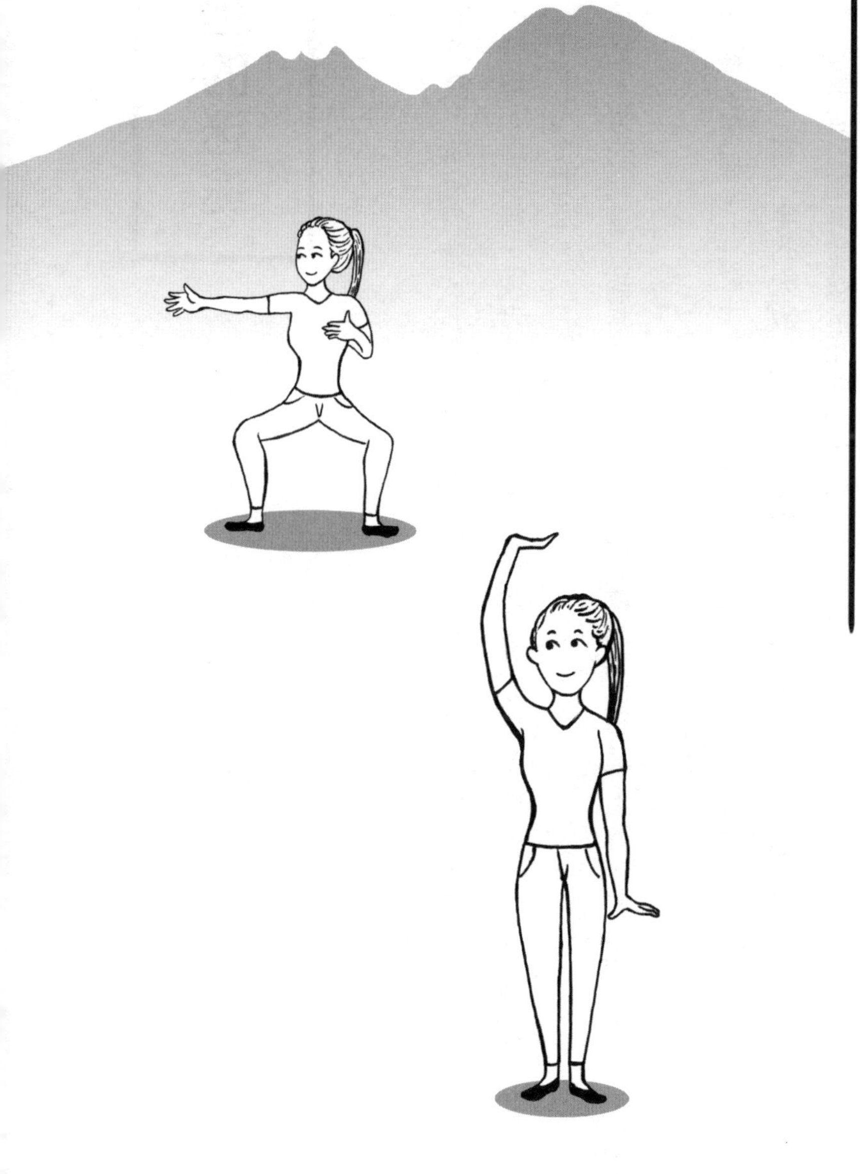

物質化的迷途

學針灸的時候，前輩都講：「寧失其穴，勿失其經。」這個經是人體的十二條經絡，相當於北京的一號線、二號線，或者二環、三環，是主要的交通幹線。穴位是什麼呢？是每一個站點，是人群出入的地方。

經絡系統是人體的能量傳輸系統。穴位是這個傳輸系統骨幹上的一些中轉站，有大站，有小站。

《黃帝內經．靈樞．九針十二原》提到人體有三百六十五節，節就是穴位。人體有三百六十五個穴位，與一年的天數相應，還提到「所言節者，神氣之所遊行出入也」。現在做研究針灸工作的學者，如果能尊重和理解這句話，可以給國家節省很多研究經費，也能節省自己和學生很多寶貴時間。因為，很多關於經絡和穴位的研究，方向是有問題的。

從一九六〇年代開始，針灸在全世界受到關注和研究，研究者一直希望找到針灸和穴位的物質基礎。在物質層面找，一開始從解剖、神經來找，後來從細胞層面、細胞內外化學——生物信號方面探索，再後來與時俱進，從分子生物學、基因層面研究。但《靈樞》說得很清楚，

「神氣之所遊行出入也」。我們的先賢怕後代不明白，後面還加了一句：「非皮肉筋骨也。」十二經絡，是十二條線路。人體的手外側和腳外側各有三條線，所謂外側為陽，陽經有六條，內側的陰經也各有六條，一共有十二條。還有奇經八脈，八條特殊的經脈。

我們回到三焦（下焦、中焦、上焦）。前面講過，下焦元氣和中焦中氣是人的能量中心，三焦的氣機運行規律是「開與闔」。這個開闔運動像大海的漲潮與退潮，是整體的運動，內外同步，表裡如一。那現在說的十二經脈、奇經八脈，它們之間有矛盾嗎？沒有。為什麼呢？

經絡學說是古人給我們學習的方便法。

我們說過，中醫所研究的是能量和資訊層面的人體、生命與世界。這個層面超越了我們熟悉的、對待物質世界的二元論，是一元論的。心就是身，身就是心；內就是外，外就是內。一就是一切，所謂「一氣流行」。**在中醫看來，一切物質層面的病痛與症狀，都是能量和資訊層面沒有調和的結果。**

剛開始學習經絡時，我們都接受了這樣的觀點：人體的氣是沿著這些線路走的，因為教科書上是這麼寫的。後來給自己扎針，比如扎足三里穴，發現氣不只沿著胃經走，有時直接就跳到內側的陰經去了。

尤其對於那些敏感的人，哪怕只扎上一針，就像一塊石頭扔進一個池塘，漣漪（氣）就布散開來，完全超越這些具體的點、線、面，也就是超越了經絡穴位的固定路線。人體的經

圖 6　太極陰陽魚

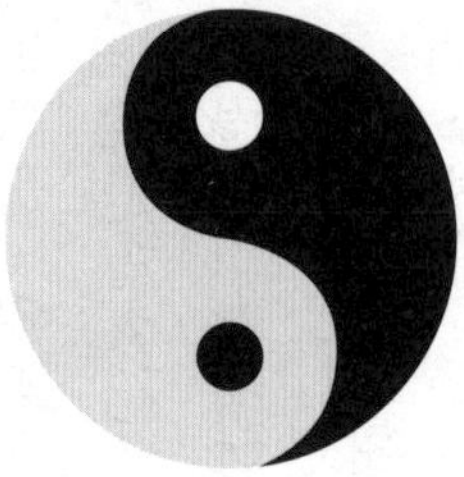

絡實際上很像絲瓜絡，到處都充滿著細微的通道。

因為老師的指點，我從大學開始打坐、站樁，身心比較敏感，再與有內證體悟的醫師、道士，以及有長期靜坐、太極功底的老師交流，大家都有類似的體會和認識。

初學中醫的時候，大家對於中醫理論內的臟腑、經脈，都是從有形有象的物質身體來理解的。所以有這些線路，有這些臟腑器官，像我們的城市，條、塊分割得很明確。這是事實，我們的肉體也是這樣的物質存在。

但是，除了這些物質的部分，還有能量層面的人體與物質層面的人體同步存在、共同作用。在古代中醫的眼裡，這個能量體如果處在完美的健康狀態中，是既沒有內外，也沒有上下的，就是一團生氣，像一個太極球。

但我們平常人的這團生命之氣，還是有內外、表裡、上下的差別，有厚薄、明暗、鬆緊，有通暢與阻塞。越是嚴重的病，越是失常的人體，這團生氣就越稀薄，越不均勻。

古人為什麼會用一個太極球來描述太極的狀態呢？想像一下，懸在虛空中，沒有座標原點，陰與陽像兩條魚，在那裡轉。

一切都在變化當中。一件看起來好或不好的事情，可能只是下一階段變化的信號。這個細微的部分，這種觀察事物發展規律的能力，需要大家透過打坐和站樁來體會，有體驗就自然理解了。

佛經裡面常常用「實相」這個詞，它超越主觀與客觀。大家有沒有想過，我們所熟知的客觀，會不會只是有限的五官知覺，加上受限的思維、經驗、程式化的推理結果呢？

「實相」是萬物本來的面貌——如是。

水是什麼味道，你得自己來嚐。

虛己的工夫

傳統中醫有兩套入手的途徑。前面講的是理論，關於三焦、開闔、八綱、問診、辨證，這些都是邏輯思維過程，用來幫助大家理解，也是為了便於表述的一套工具。如果只是字面理解、邏輯上接受，用來考試過關是可以的。但最終你能不能在面前的每一個具體的、活生生的人身上，體會到這些概念的實相？

還記不記得前面說的「人如何去體會一隻豹」，不能以管窺豹，而要變成這隻豹。中華文化裡「虛己」的工夫，講的就是如何變成那隻豹。打坐，讓自己的志意虛下來，在面對病人的那一刻，忘掉所有的已知、概念、經驗。

把脈時，《黃帝內經・脈要精微論》說：「持脈有道，虛靜為保。」能不能感受到一個人的內心狀態，最近或者當下的情緒，平時的情感—思維—行為模式？能不能直接體會到他身體裡的風寒、暑濕、燥火？分布在什麼層次？下焦是虛是實？中焦是否淤積？他的生活是否混亂失控？這是需要醫者「虛靜」後才可能瞭解到的。問診只是確認。

當一個醫者經過「虛靜」的訓練後有了直覺，就可以超越書本上按部就班的十二經絡、奇經八脈、穴位，不再受限於說明書上寫的藥物功效，按圖索驥來開處方，但這是需要訓練的。

從學中醫、用中醫，到後來教中醫，我有一個體會，選擇讀物要非常小心。世界上的書有兩類，第一類，是關於實相的書，就是經典。比如莊子、老子、孔子的著作，中醫裡有《黃帝內經》、《神農本草經》、張仲景的《傷寒雜病論》、孫思邈的《備急千金要方》、李時珍的《本草綱目》、吳鞠通的《溫病條辨》……這一類是必須要讀的書。第二類，是解釋經典或者闡述自創理論、記錄自己經驗的書。這裡面良莠不齊，需要鑑別。認真學習經典，經過臨床實踐，如實寫下的紀錄，會幫助我們理解，給我們更多的思路，但有的一家之言，讀了反而會限制或者誤導我們的理解。古人寫書很認真，也很小心。現代有不少為了評職稱硬寫的文字書稿，可讀可不讀。

經常有人問，《傷寒論》讀哪個版本較好？讀哪家注解才對？其實，看原文最妥當。版本在古代是個大問題，因為傳抄容易有謬誤，而且很多書祕而不宣。現在正式出版的中醫古籍都是經過認真考證、點校的版本。重點是**我們需要時間和實踐，要慢慢地跟著經典透進去，體會古人的心意，體會他們看到的氣象、氣機、神氣、氣化的變化，以及它們與外物的感應。**

古代的醫書裡有記載：古人讀書的時候，會拜書、拜作者畫像。在現代人看來，這是奇怪的行為，作者已經離世好幾百年了，拜他有什麼用呢？

這個是什麼？正心誠意。你心裡有一分尊敬和信任，就會多一分連通，多一分理解。

比如說我們翻開一本《金剛經》，會有開經偈：「爐香乍熱，法界蒙薰，諸佛海會悉遙聞……」多美的文字。現代人都認為，這個是古代的一種樸素的情感，是一種文學性修飾的語言。

其實不只是這樣，重點是當一個人處在這麼一種恭敬、誠摯狀態的時候，自然就虛己忘我了，這時，我們跟這本書所連結的知識、體驗就接通了。

現代心理學認為：溝通的本質和效果，不在於溝通方式、語言，而在於雙方的內心狀態。如果我們能夠常常在「恭敬、誠摯」的狀態，不管是和長官、同事，還是和下級，或者親友，溝通效果肯定會好很多。

所以，古人把立功、立言、立德稱為「三不朽」。「立德」，順應天地、合德自然；「立功」，造福萬眾、建立功績；「立言」，傳播智慧，教化後世。此三者，是雖久不廢，人死而其功德不朽的。

放下形象，體會神氣

學習中醫，尤其是深入學習中醫，可以慢慢訓練從「神與氣」的層面，來觀察和體會周圍的人、事、物，暫時忘掉這個有形有相的人、事、物的外在呈現。

有一個訓練方法可以在生活中嘗試：平常走在馬路上，我們可能會比較關注某個人長得好不好看，比如有的女孩子長相、身材很好，就會吸引到你。因為我們習慣用五官去攝入資訊，攝入之後，心智評估運算，得到一個結果。這是對外在的關注。

大家有沒有注意到，人的神氣和外表一樣千差萬別，如果注意到這層，就深入了一步。有的顯得冷峻、冷漠、疏離、緊張，有的放鬆、舒展、開心、友善。

即使在我們沒有注意到某人的外表和舉止形態的時候，我們當下的內心，也會有放鬆或緊張、陰鬱或光明的變化。這種情況也會在見面前一刻，或者打電話，或者想起某人、某事的時候出現。前者是「外象」，後者是「心相」。

我們之前討論過，人類的認知有兩套模式，一是元神，另一個是識神（現代會用心或腦來指代）。識神是邏輯思維、經驗判斷，偏於社會化，是由長期的後天教育、環境暗示和媒體引導，從外部世界載入而入，為「我」所用的認知模式。

前者是本能和直覺。中華文化裡常提到的「心法」、「悟性」，比如書畫、古琴、中醫、武術的高階，能夠達到「出神入化，物我一體」，都是在直覺和本能的層面講的，很難從邏輯意識入手。這個部分對於那些長期用腦而「不走心」的現代人，確實很難理解。

這也是矛盾雙方打著「科學」與「傳統」的招牌而爭論不休的由來。爭論意味著爭論者本人的心腦不能統一，元神與識神的作用不能調和，有偏廢，單執一端。這是由於個人的偏執，個體理解力的障礙和認知局限所致，是人的理解受限，而非學科的對立不容。

科學與傳統、中醫與西醫、東方與西方，內在是統一，可以互通的。

我們學習傳統文化，必須學習「虛己」的工夫。透過傳統的訓練方法，靜坐、站樁、太極……讓我們慢慢學會不再過度依賴於五官和邏輯思維，用心直接就能體會當下的真實。

二〇〇一年，我跟徐文兵老師剛認識，每週看診兩個半天，上不多的課。兩個閒人，沒太多事，走在大街上，我們倆的感官跟一般人不太一樣。走過來一個美女，一般人只看外貌，他看都沒看，說了一句：「沒氣！」後來，他在電視節目裡常提到這個話題，「有形無氣」或者「有形無神」。

李辛：我有個朋友是編時尚雜誌的，每個月都寄一本給我。裡面有很多模特兒，從形上來說，其實都不錯，但現代的審美，偏薄、偏冷了一點。按古話說，偏「瘠」了一點，貧瘠的瘠。

不少現代人以此為美。不少模特兒的形體背後的神氣狀態，不知道大家有沒有體會到？有些抑鬱、高冷、神氣漂移、眼光迷離。

聽眾：照片也能看出來嗎？

李辛：能，要去留意。我們可以先從看周圍的人來觀察體會。慢慢地看照片，看一幅字，透過電話，或者可能只是想一下而已，心裡會有一個「心相」浮現。如果你相對安靜，沒有那麼多情緒、欲望、思緒、設定，就容易感受到。

如果你有太多雜亂的念頭和情緒，忙裡忙外，只能牢牢地抓住眼前看得見、摸得著的外在形象，背後這些細微的東西就體會不到了。

所以，學中醫望診和把脈的時候，不能太關注長相、關注如何應對接待，如何表現、證明自我等等，這些我們習慣抓住的外在模式、社會慣性，會蒙蔽內心的直覺。

虛己後，再體會面前這一團神氣，這是訓練中醫學生診斷能力的一個方法。

這團神氣對應在人體上，可以分三個圈——三焦。平時觀察周圍的人，他外邊一圈的氣多了還是少了？有的人外面的、上面的氣很多，臉紅紅的，說話很急，嗓門大大的，或者還有一點侵略性，對吧？他的氣都敞在外面。

這個狀態在古代行軍打仗和爭訟打官司來說，不是一件好事情，此為逆也。為什麼呢？氣都暴在外面，涵不住，有開無闔，有進無退，沒有後續力。

中醫望色，書上說紅色是有多餘的熱量在外面，青色主痛或主肝病，這些對應的內容，很符合大腦的邏輯思維習慣，但未必能夠好好地用於臨床實踐，需要加上對整體的把握。

這也是近代中醫臨床辨證論治的困境。即使畢業考試成績很好的中醫學生也會困惑，病人呈現的病症千變萬化，很難根據書本上的各條診斷要素、特徵變化來歸納，得到清晰無誤的結果。雖然試卷上的每一個「證」辨起來很容易，只要按書本、題庫答案背下來就可以通過，但實際臨床上不是這樣。

真實人體的所謂「症狀」，只是人體神氣活動變化反映在身心的外顯，辨證的重點不是從異常的症狀入手，而是了知症狀發生的大背景：這個人體本來的「精氣形神」和當下的運行狀態「神機、氣機」，以及他平時的生活和身心狀態，這些才是重點。

比如說肝病，臉色的變化可能會經歷發紅、發黃、發青、發黑的過程，代表人體正氣由實到虛，病情由輕到重，由氣分到血分的變化過程。但是，這裡的顏色變化只是一個提示，我們不能由此得出結論，而是需要「四診合參」。

在望診上，這個人的臉色有無光采，神色形態有無神采，言行應對是積極還是消極，坐姿身形是緊張還是放鬆……這裡的重點是關於整體的生命力：這個人的生命力還有多少，格局如何，上焦—中焦—下焦的運轉狀態，虛實開闔情況如何……

如果他三焦不虛，神氣很靈活，能夠真實地微笑、有光采，代表生命力不弱。生命力這個東西決定了預後，向生還是向死。

如果眼前是比較胖的老年人，你能否感覺他的整個身體是實墩墩的，還是裡面是空的，就像發得很鬆與很緊實的饅頭的區別。大家先有這樣一個寫意的觀察和形成這個印象的能力，然後慢慢地把它細化。這就是診斷能力的訓練。

粗守形，上守神

我們在大學初學針灸，是從十二經脈、奇經八脈學習的。那時候，晚上我要是睡不著覺，就會像武俠小說裡描寫的一樣，把全身每個穴位都在心裡按順序點一遍。比如足太陽膀胱經起於睛明穴，然後到攢竹、通天、天柱這麼一圈下來。這個過程還可以體會每個穴位對身體有什麼影響，這些細微的感受不僅在身體上、經絡上有，還會作用到情感和思維，甚至對外界的感受與互動交流方式，很有意思。

這是很好的學習方法，不光記住了經絡穴位，同時還學習了導引，訓練了專注力和感受力。把心收回來，留意自己的感受，你就能有高品質的學習效果，很多東西自然就知道了，不會有太多因為不知如何歸類而產生的疑問。

大腦遇到新的事物時，會習慣性地把它放到已有的框架裡，就像家裡的收納箱，貼好不同標籤，每次拿到新物件，就放到已有的類別裡。這個「標籤化」、「把未知納入已知」的過程會讓人很安心。

然而，大千世界，氣象無盡，豈是概念、書本所能涵容？概念也不等於知識，概念只是一個標籤。缺乏深入學習的能力，缺乏對真實世界感受的大腦，常常滿足於標籤的清晰有序，執著於是否符合既定標籤。對於這類人，世界從未真實、整體地存在，因為他只是活在受限的概念中。

須知，概念只是「指月」的手指，是路標。這就是先賢經典與後世論述、闡發、歸納之書的區別所在。經典直指本然，指向清明的月光或浩瀚的星空、深邃的內心……對於月光，古今中外有很多不同的路標，也許曾經因為需要「統一名號」發生過不少「戰爭」。

經絡和穴位，既然是「神氣遊行出入之所，非皮肉筋骨也」，代表經絡和穴位是超越肉體的，是在能量層面上的傳輸線路。所以，針灸的作用原理不在肉體上，是經由肉體，作用並調節較高層人體能量或是精神層面，再往下作用於肉體。

神氣出了問題的病人，像一塊磁力消失或紊亂的磁鐵，失去了內在的秩序，同時也失去了與天地間的互感互通。通常，我們把失效的小磁鐵放到一個正常的大磁鐵附近，就會重新獲得磁性。

傳統的針灸醫師跟病人的關係也是如此，幫助病人的神氣系統恢復原本平衡的狀態，並恢復後者與內外世界的正常交感。

所以，《靈樞・九針十二原》說：「小針之要，易陳而難入。粗守形，上守神。」粗心的醫師被形體牢牢抓住，而上乘的醫師知道「神」才是針道所在。《靈樞・本神》裡也有「凡刺之法，先必本於神」的明示。

現代不少針灸醫師往往把針灸的效理解釋為神經系統的刺激反應，這也很正常，因為他的知識體系裡只有這些概念，認知只能由此而發生。

與之爭辯是沒有意義的。就像一個寓言所示：一隻烏龜從陸地回到水中，魚、蝦、泥鰍等老朋友們都來看牠，問陸地上的世界是怎樣的？於是烏龜說起了蝸牛、鳥兒，各種美麗的花、蝴蝶，還有挖洞時遇到的各種小蟲和地瓜根……於是，牠的朋友們都胸有成竹地點著頭說：「對對對，螺蛳和川條魚就是那個脾氣，藕的味道確實不錯，我們早就知道了……」

不同的辨證體系，只是不同的工具

學中醫、國學，或者學心理學、教育學，不要過度局限於「本行專業」。因為，這些學科都是關於「人的生活」，關於真實的體悟，是由長期觀察和實踐而來，需要我們親自來體驗其中的滋味。在這個過程中，心智得到發展和成熟，學習自然就會深入淺出，事半功倍。古人說「致廣大而盡精微」。

大學時代，我看了許多歷代的醫書、醫案、哲學、人類學、現代物理學、心理學等專業書籍，體會到不同的學科，從不同的角度與語言，描述對同一個世界的認知，如果能統合起來，我們看內外的視角會相對完整一些。

認知因人而異。不同時代學問精深的學者們，往往能由自己的專業出發，觸類旁通，跨界去學習、分享他們看到的世界。由不同的道路登上知識的大山，最後在高處匯合而不執著上山的路徑。飽覽美景，求同存異。

在我工作幾年之後，接觸了更多形形色色的人，對社會結構、商業運行、管理模式有了學習和體會，經驗到世間人、事、物的變化多了，臨證思路也靈活展開。雖然看書的時間比以前少了，但對人體、疾病和中藥配伍的理解與感受反而深入細緻了。

除了廣泛學習，廣泛與社會接觸、開闊眼界也是一種觸類旁通。學習某個學科，書本、知識和經驗確實很重要，而學習的高度、廣度，與本人的心智、發展、精神開放度、清晰度、專注力、意志力，以及心身健康水準，甚至生活能力密切相關。知和行同樣重要，避免做書呆子。

經常有不少學了許多年的學生，尤其是從西方來到中國學中醫的學生會問：陰陽辨證，三焦、衛氣營血、五行辨證，六淫辨證，七情、八綱……這些辨證方法哪個最好用？怎樣才能不衝突？

不同的辨證體系，只是不同的工具。因不同的入手路徑、觀察角度，而產生的不同辨析方法。哪個好用就先從哪個上手。邏輯化的頭腦，常常會做這樣的事：比較不同辨證方法的異同，把重點關注在尚未融會貫通之處，卡在那裡，浪費時間。

中醫講的是「氣一元論」。一個蛋糕，可以一切二，或切三、切四，不同的體系代表不同的切法，重點是自己要清楚選擇哪個工具能帶領我們進入這個領域。

與其在文字、論文中比較《傷寒論》裡「厥陰」與溫病學說的「三焦」、「衛氣營血」有什麼異同，歷代各家都有哪些解釋，不如老老實實在具體病人的身心上，體會古人說的「厥陰、三焦、衛氣營血」究竟是什麼。這就是「指月」的原理。**要在活生生的人和真實的生活中去看、去聽、去觸摸和去體會古人所說的「厥陰證」、「下焦病」。**

粗守關，上守機

經絡和穴位的學習也是這樣，除了背誦，不如先自己摸一遍，不必求多求快，每次按一個，靜靜體會。我記得大學時碰到某些課實在沒意思，又不能離開，就坐在那裡玩：放鬆下來，把手指輕輕放在足三里穴上，放幾十分鐘，看看會發生什麼，這就是玩的心態。

「玩」，是傳統文化裡很重要的一個字，不少東西是在放鬆的狀態裡無意中體會到的，太用力思考、太有目標，往往會錯過。

手指放在那裡，剛開始沒感覺，穴位下面凹凹癟癟的，這是「虛」；放一會兒之後，就開始「突、突、突」地跳，「經氣已至」，氣血開始感應了；過一會兒，它自己就會慢慢地開始起伏、開闔。

它會不斷蓄勢，有時候，你會覺得下面有力在往上頂，而到一定的時候它會沿著胃經，順著小腿接通下去，通到腳脖子那兒，下不去了，為什麼呢？那裡是關節，這些地方不容易流通，而且容易存邪氣，所以要打通關節。

再放一會兒，它繼續蓄勢，「嘭」，通到腳底了。原來身體裡的寒氣、熱氣，「呼、呼、呼」地出來了，這是「補瀉自調」。

我起初是這麼學針灸的，你們也可以試試看。

以前我學習的時候，還做過各種實驗來體會氣血經絡。比如把一隻手放在足三里穴，一隻手放在小腿肚，今天你們就可以回家試試。這是很簡單的物理傳導，手是熱的，足三里穴和小腿肚就會熱起來。

第一個階段，熱會慢慢地滲進去，很自然地布散。有的是往上走，有的是往下走，你玩得多了，就知道它什麼時候往上走，什麼時候往下走，每個人體質不同，走的方向和速度也會有區別。這些東西，書上都不會告訴你。

有一次很有趣，我把一隻手放在肚臍上，一隻手貼著後腰命門。這麼玩的時候，我就在想，能不能讓這前後兩股氣接通啊？

我就想，能量是可以穿透有形肉體的，試著忘掉兩隻手之間的皮肉筋骨和內臟阻隔。於是，很快就感覺到前面手的熱氣，直接通到肚子裡，後面手的熱氣也直通到前面。我發現，這麼一想，傳導擴散的速度竟然快了很多。

有了這些基礎的體驗和感受，對無形的「神氣」、「氣血」就不再停留在書本和文字上了。

這時，再讀《黃帝內經・靈樞・九針十二原》裡的某些段落就會心了：「粗守關，上守機，機之動，不離其空。空中之機，清靜而微。其來不可逢，其往不可追。知機之道者，不可掛以發。不知機道，叩之不發。知其往來，要與之期。粗之暗乎，妙哉，工獨有之。」

這裡講的是心還無法達到精微狀態的醫師，關注的是有形肉體的層次。上乘的醫師能感受到「氣機」、「神機」的往來變化。無形的氣機變化不局限於肉體，也布散在當時當下的虛空中，非常細微。知道其微妙變化的良醫，不會有絲毫的差失，而粗心的醫師常常因無知而當面錯過。這些無形無相的變化往來是如此微妙，只有經過訓練的良醫才能在針刺時迎隨往來，合機合度。

後來再看到《黃帝內經・素問・寶命全形論篇》：「刺虛者須其實，刺實者須其虛，經氣已至，慎守勿失，深淺在志，遠近若一……」這裡的「深淺在志，遠近若一」，類似的描述在《黃帝內經》裡有很多，比如《靈樞・九針十二原》中說「迎之隨之，以意和之」，是在講用心用意。

要帶著體會去實踐，只是學書本，學到的東西非常有限。

按摩是學習中醫很好的入門訓練，每次花一到兩個小時去觸摸真實的人體，手下就能體會到每個人的虛實寒熱，鬆緊開闔。你可以像打太極拳一樣地放鬆身心，沉肩墜肘，手放鬆地搭上去，慢慢揉。如果病人真的安靜下來，按摩師會和病人的氣血有感應，甚至會有神氣的交感。

《黃帝內經・靈樞・終始篇》裡描述了這個狀態：「深居靜處，占神往來，閉戶塞牖，魂魄不散，專意一神，精氣不分，毋聞人聲，以收其精，必一其神，令志在針。」

字面上的意思是把門窗關掉，其實是把眼耳等六根關掉。這段講的是專心致志，精、氣、神合一，這樣可以「散氣可收，聚氣可布」。

這樣的訓練，可以幫助中醫師體會到人體內部的氣血變化。比如前面提到人體的三焦氣血像一個太極球，這不是理論，也不是打比方。我曾經遇到不少高明的醫師，他們能透過揉病人身體的某個點，感知他的全身。

對於沒有經過訓練，困在概念和狹隘的「科學至上」觀念的人來說，這都是「古代樸素的唯物主義」，是「古代哲學思想」或「巫術」。奇怪的是，當媒體報導某個法國品酒大師能夠僅用鼻子就分辨出幾百種葡萄酒，或者遇到某個售貨員秤重可以「一抓就准」時，人們又覺得很正常。

確實很正常，小時候我們學過的《賣油翁》，老爺爺把油倒進葫蘆裡，不灑一滴，「無他，唯手熟爾」。手熟的背後，就是「專意一神，必一其神」。

第8章

針灸與按摩：能量調理的藝術

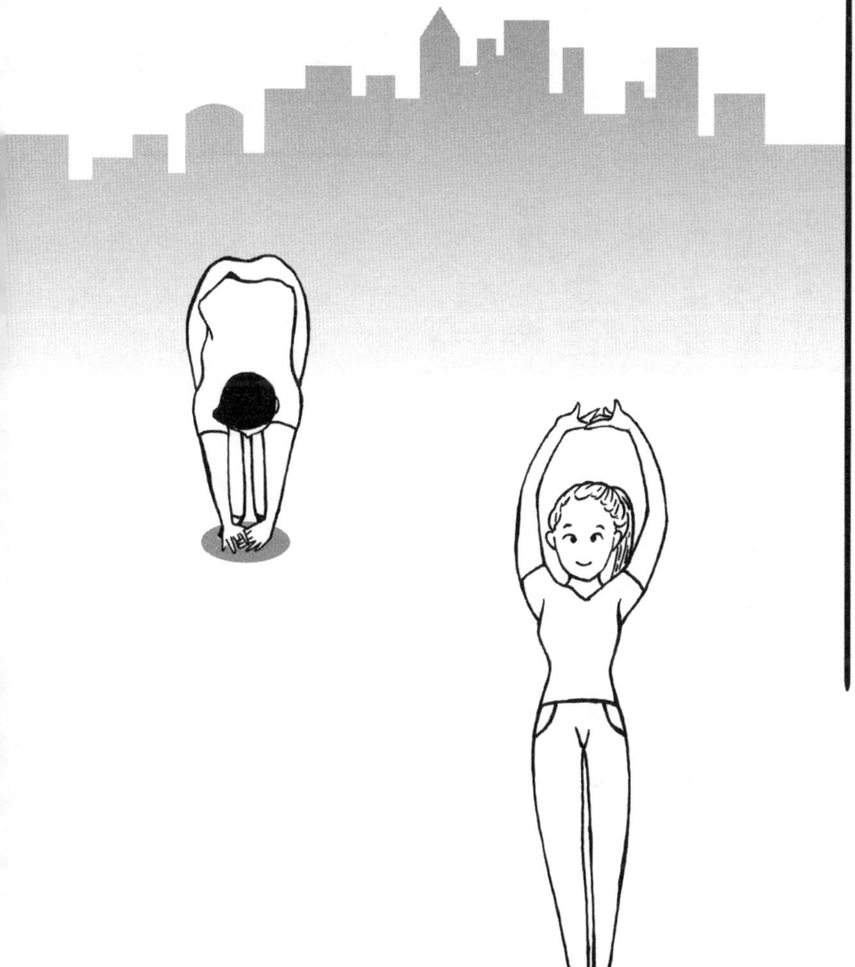

上工、中工與下工

《黃帝內經・素問・調經論》裡說：「按摩勿釋，著針勿斥，移氣於不足，神氣乃得復。」說明針灸、按摩的原理是回復神氣，「移氣於不足」，也就是調動「氣」，把某處多餘的氣轉移到不足的地方，這樣虛實就平衡了。

針刺與按摩的本質，是調整人體自身的神氣運行活動，使之正常化。透過調整神氣，幫助人體回復穩定和諧、內外交流的自然狀態。當人體透過針灸、按摩等方法，回復了「陰陽自和的狀態」，那麼生命本來的力量會自動完成醫師所期待的「補虛瀉實」、「通經活絡」、「扶正袪邪」、「安神定志」等效能。

這也是近代研究中，常常發現針灸、按摩等中國傳統治療方法有「雙向調節」的效應。比如，針對胃腸功能紊亂，同樣選擇「足三里穴」或「合谷穴」等穴位，運用相同的針刺方法，卻可以改善及治療「胃腸亢進」和「胃腸動力不足」兩個在西醫診斷上相反的問題。又比如，針刺或者艾灸「湧泉穴」，既可以升高血壓，也可以降低血壓。

《黃帝內經・靈樞・根結篇》裡說：「用針之要，在於知調陰與陽。調陰與陽，精氣乃光，合形與氣，使神內藏。故曰：上工平氣，中工亂脈，下工絕氣危生。故曰：下工不可不慎也……」

這裡把針灸師分成了三個層次：上等醫師能夠「平氣」，不光是平衡人體內部能量，同時還要平衡內部與外部世界的能量交流；中等醫師一不小心就會幫倒忙，「亂脈」體現在治療上，針刺之後也許症狀略有改善，但是把脈後會發現，脈象更不平衡了；最糟糕的醫師叫「下工」，劣等的醫師，會斷絕人的神氣，危及生命，或者雖然症狀暫時平復，但減損了本來的壽命，醫患雙方還都不知道。

《黃帝內經》裡還有一個對不同醫師的總結：「上工治神，中工平氣，下工治形。」這裡的「上工」已經超越了根結篇裡的「上工」。

關於「治神」，有這樣的描述：「凡刺之真，必先治神，五藏已定，九候已備，後乃存針，眾脈不見，眾凶弗聞，外內相得，無以形先，可玩往來，乃施於人。」

這裡的「眾脈不見，眾凶弗聞，外內相得，無以形先」很有意思。它說在針刺的那一刻，忘掉此前診斷時摸到的各種正常、異常的脈象，忘掉病人所述的各種凶險症狀（包括現代醫學的各種危重診斷），進入人我、內外一體的狀態。不要先入為主地被病人的形體和反映在形體上的症狀所牽引，才可能體會到神氣的往來出入，而隨順調理。

脈法候氣

那麼中工如何平氣呢？古人常透過把脈來評估人體氣血是否平衡。

《黃帝內經》裡有三種脈法：太淵脈法、人迎—寸口脈法、三部九候脈法。這是透過比較不同部位的脈勢和脈象，來了知人體神氣運行狀態的方法。

第一，現在所指的脈診，是太淵脈法，在手腕內側橈動脈，也就是太淵穴上下進行脈診，左右手分別陰陽，每一側又分為寸關尺三部，分別出左側「心、肝、腎」，右側「肺、脾、命門」，再用不同指力體會「浮、中、沉」三部的不同，從而得以了知各部氣血陰陽的分布不同與平衡程度。

第二，人迎—寸口脈法，出自《靈樞‧終始》：「持其脈口（寸口）人迎，以知陰陽有餘不足，平與不平。」

寸口主要反映人體內部能量，即「陰」的情況，人迎（頸總動脈）主要反映體表能量，是「陽」的狀態。如果這兩處脈象是相應的，來去大小根據不同的季節相協調的，就是「平人」，健康平和之人。

瑞士針灸無國界前主席雅克先生的《古典針灸入門》一書中，有該脈法的介紹與應用。第三，三部九候脈法，現在用的人更少了，這種脈法又稱「遍診」，切脈部位有上（頭部）、中（手部）、下（足部）三部，每部再分天、地、人三候，共九候。

正常情況下，各部脈的至數與力道，處於相互平衡與協調狀態。一旦出現小的不平衡，意味著人體內外、表裡、上下的不協調。如果各部節律、大小都紊亂了，像一座精密的自鳴鐘失去了本來的節律，就無法工作了。

所以《黃帝內經》裡說：「**三部九候皆相失者，死。上下左右之脈相應如參春者，病甚。上下左右相失不可數者，死。**」

「相失」，就是錯過，不協調，就像在城市裡需要搭車去輕軌，再轉高鐵，要是每一步都「相失」，就會誤事。

「參舂」，指三個人打穀，就像打年糕，此起彼伏，也是形容脈象的不協調。人體的生命節律像一首大型交響樂，需要精密的協調和統合，把脈，就像是指揮家在聆聽不同的聲部。

接下來，黃帝問：「何以知病之所在。」岐伯曰：「察九候，獨小者病，獨大者病，獨疾者病，獨遲者病，獨熱者病，獨寒者病，獨陷下者病。」

這是一段大白話，主要是說：九候之中，任何一個部分的脈律，太小、太大、太快、太慢等都是失常。

不管是治神還是平氣，都對醫者提出了一個基本的要求：你能不能感受到神氣的變化？是實實在在的感受。或是手下感知，或是針下感受，或透過身心的直覺感受，或直接看到氣的變化……這些在《黃帝內經》裡叫「慧然獨悟」，對病情的原因、變化、趨勢和當下神氣的格局了然於心。

以外揣內，以我知彼

回到關於醫者自身內在訓練的話題。起初，脈診可以做為入手的工具，要成為好一點的醫師，須以靜坐、站樁、艾灸、按摩來提升對「氣」和「氣場」的敏感度。這是基本功，不同醫師的六根敏感度不同，經過訓練後，可在相應層次發揮作用。

如果沒有訓練過對「神氣」的感受力，那只能在形的層面施治。對病人而言，可能是「半死半生」，對這類醫師來說，常常是「好了不知為何好，壞了不知為何壞」。這樣的醫師，程度很難提高，也很難對傳統中醫有真正的認識和信心，容易走「西化」、「現代化」、「經驗化」的路子。

內在訓練裡，除了靜坐這類靜態的訓練方法，規律的形體鍛鍊也是必須的，醫師自身的健康和神完氣足，才有可能「以我之氣調彼之氣，以我之神調彼之神」。

透過按摩的訓練，我們可以慢慢體會到病人內部的氣血情況。有經驗的按摩師，靜下心來能感覺到裡面很深的地方，是虛還是實，是堵還是通。這叫「以外揣內，以我知彼」。

教我太極的鐘鷹揚老師，也是中醫師，他曾經獲得歐洲空手道亞軍，而且是詠春拳的高手。他說，太極拳真正臨敵的時候，是把自己虛掉，跟對手合為一體。

這個狀態在針灸、把脈，還有按摩上，很多醫師都有同樣的體會。我們在培訓醫師的時候，就會訓練這個部分。他們都是有經驗的臨床醫師，中醫理論的程度不錯，學過很多不同的技法和流派，我們就訓練他們虛己之後的感受力，透過站樁、打坐、太極來體會跟病人合一的狀態。這樣就能靠直覺知道病人的神氣和邪氣的虛實寒熱、進退出入了。

按摩的學習，從兩個手法入手，第一個是按法，第二個是摩法。按法是什麼呢？就是把你的手放在病人身上，按摩者是放鬆不費力的，被按摩的人是放鬆舒服的狀態。這個聽起來容易，做到並不容易。

說到按摩，初學者們的想法通常是：要用力！我的手型、手法對不對？是用一指禪、小魚際，還是掌根？是滾法，還是震法？……全都著眼於這些有形有相的技法。

手只是一個工具，要表達的是什麼？它表達的是你想要給這個人的東西，要體會這個。一個按摩師能給受者什麼？是某種特定手法，某個流派專治某病的技法，還是會有一些更豐富深入的東西？

比如送禮物給朋友，你想表達一份關心也好，或者一份友情也好，首先是你的意向，第二是你對朋友的認知和瞭解，他現在的狀態，還有你的世界觀、審美、生活內容、自身條件都決定了你會選擇什麼禮物。

按摩的學習：神氣與力的交流

按摩除了力的作用，背後還是醫患之間「神氣」的交流互動。

按法是稍微用一些力量，把對方的皮膚、肌肉稍微壓下去一點，然後保持這個相對穩定的施力。這裡有幾個訣竅，第一要放鬆站立，按摩床的高度要適合醫師。第二，力量不要太大。大力按的時候，我們的意識和手型就會有一種侵略性，這時候神氣已經僵住了，病人也會本能地緊張、僵硬。

如果在自己身上試的話，可以先按自己的腿。把手、手臂、肩膀放鬆，按在自己的大腿上，先找到很省力、很舒服的感覺。

在幫別人按摩的時候，要把手自然放鬆地放在對方身上，放上之後，按摩師的手和對方的身體就有了一個傳輸的點。兩個人的身體都是放鬆的，按摩師的身體重心稍往前傾一點，這個力自然就壓在上面了。這是初學按摩的起勢。練過太極或站樁的人很容易找到這個感覺。

嘗試柔和地找到用力的程度，只是用一點點力，「無太過，無不及」。太過用力，按到裡面沒有空間了，或者意識上太用力了，目的性太強。如果平時就是一個過於努力的人，嚴格地講，這樣的人不太適合做針灸師和按摩師，因為他會把僵硬的偏力帶進去。開藥也是這樣，過於主觀強勢的人，偏力也大。

不及是什麼呢？不敢用力，不能放鬆、緩和地施術，也許源自心理上的膽怯、沒有主見，沒有定見。唐代的大醫孫思邈說：「膽欲大而心欲小，智欲圓而行欲方。」

初學者在練習按摩時，可以先把手放在一個部位不要動。輕輕地施壓，先體會自己的手與手下皮膚、肌肉、筋骨、氣血之間相互的交感，體會這個交感產生的布散力量。你就能體會到虛實、寒熱、鬆緊、開闔。這時候，這些文字不再是概念，而是你手下、心裡真實的存在。同時，你要體會自己施力的輕重、緩急、靜躁，此時此刻自己的心念是清淨安詳，還是浮躁複雜，在做這件事情的時候，是不是有很多雜念？心裡是有悲憤，還是有哀怨？還是有過度的喜悅？這些都需要醫者自己體會到，再想想，嘗試如何漸漸地減少這些「雜質」，因為這些「雜質」都會傳遞給病人。

常有外國病人問我：「李醫師，我要回家了，在西方怎麼找到合適的針灸醫師？」我說，這個簡單。第一，你看他會不會笑；第二，他是否放鬆；第三，他最好不是太偏激的人。因為這樣的醫師，至少是個心地和緩的正常人，神氣的偏性不大，那麼他的診斷、治療、用針、用藥也不會太偏。不管他扎什麼穴位，用什麼手法，相對來說比較平常。生病是失常，就是偏了，那麼只要是一個相對平常的人來給你治，就容易好，起碼不會太偏。

十多年前，我在北京王府井的平心堂中醫診所帶學生，一個加拿大的護士特別跑到中國來學針灸。她跟診了兩個多月，有一天，針刺後，病人躺在床上留針四十分鐘，她問：「這個病人是寒還是熱，為什麼針關元穴和太溪穴？」

看她在認真思考，我就讓她把手放到距離針灸針十公分的上方，過了一會兒，我問她，有什麼感覺？她說：「手下能感覺到有寒氣沿著針冒出來，尤其是腳上，就像一個小冷氣。」

在針灸的學習上，技法、理論確實很重要，但是使用這些技法的人在什麼狀態，才是最重要的。透過靜坐等內在的訓練，能夠提升我們的直覺及敏感度，學習用「心」體會，所有關於病人的能量狀態、情緒狀態、致病因素（風、寒、濕、熱……）的資訊就在那裡，等待被發現。這取決於你有多敏感、多清晰。

這樣獲得的關於病人的資訊和調治的思路，比起單獨依靠五官感覺和邏輯分析、經驗判斷，要豐富深入得多。我在瑞士教的繼續教育課程是「針灸師的內在訓練」，學生們以前學過韓國針灸、日本針灸、越南針灸或中國針灸，學了各式各樣的治療方法，常常因為不同的體系在大腦裡衝突而困惑。

這些關於醫師的內在訓練在《黃帝內經》裡有大量的描述，大家可以去看《九針十二原》、《保命全形論》和《繆刺論》，然後自己回去體驗。

像前面講過的人迎—寸口脈法、三部九候脈法、按摩第一式，用手感覺針和穴位周圍空間的「氣感」，都是不必花錢，可以自己體會的，試一段時間，自己就知道了。

要讀古代經典，然後積極嘗試，身體力行，有知有覺之後，心裡就有底了。這樣就不會一直糾結中醫到底「科不科學」、「如何用現代科學驗證中醫，才能弘揚中醫」這些無謂的雜念中。

一杯水在你手邊，如果你渴了，不妨來喝一口。有人寧可渴著，也要先辯論洶洶，只好等他哪天真的渴了，也許有機會來喝一口。

不喝也沒關係，世界上的水有很多種。能解渴就好。

感應與因緣和合

中醫常常說到「感應」兩個字。

我們的心如果是急急躁躁的，那麼，在生活中的人、事、物的交流交接中，就會感應到急躁的象，容易捲入同頻的氣場、維度或時空中。大千世界，現種種相，有明有暗、有善有惡、順逆緩急，我們進入哪一種相，與我們內心的狀態、神氣的靜躁大有關係。這是第一層含義。

第二層，從心理學上來說，一旦因為「心相」的相應，進入某種層次的外在情境，接下來是大腦的作用了，就是「分別」和「執取」。就像電腦裡有很多高版本和低版本的程式，當系統狀態很好，在有問題或任務出現時，會自動選擇最佳版本來處理。

但如果記憶體不夠了，或者程式衝突，就不能支援最好版本的應用，只能用低階一些的版本。所以這個時候，處理、運算能力都是在低水準，甚至不斷地循環當機。所以在我們心身狀態不太好的時候，不僅容易陷入更多困境，而且處理能力會下降，心智會弱化。

所以《大學》有一句：「自天子以至於庶人，壹是皆以修身為本。」

做醫師久了，常常會遇到一些病人有類似「系統衝突」或「崩潰」的狀況，看起來或是心理有問題，或是身體有問題，或者家人之間有嚴重問題。往往是全家都進入了一個混亂的狀態，都捲入無序的「場」，驚慌失措，神無所主。

在這個「神亂」的狀態沒有恢復之前，家人之間也很容易意見混亂，特別容易病急亂投醫，常常錯過良善的機緣，在選擇時往往會被偏力左右，找不到好的醫師，或者即使找到好的醫師，卻不能執行好的醫囑。

這個時候，如果家族中有人神氣安定，考慮分析問題的全面，就能夠讓整個家庭的狀態穩定下來。整個家庭的神氣格局穩定，個體才會出現轉機。

所以，症狀、疾病、選擇混亂，常常只是表面的象，要體會背後的「勢與機」、「順與逆」、「明與暗」、「定與散」。如何體會？就從當時當機的人與事中用心觀察。

跳出具體的症狀與問題，從更大的層面來看，是先有了某個神氣格局，才有了這個現實的關係與格局，以及之後的發展趨勢；不同的「神氣」格局，決定了不同層次和水準的解決方案。

是什麼決定了神氣的格局？是當事的人、處事的心。

一旦形成大的困局，在新的格局變化形成之前，只能耐心，還有調整自己。這個古人叫什麼？時勢未到，因緣未熟，所以還沒有答案，暫時無解。這個規律不光是對於生病，包括人生的很多問題，都可以慢慢去體會。

一件事情，如果當下就有答案，而且很安心，不會前思後想，這就是最佳答案。當面臨抉擇，沒有答案，思之又思之，內心翻騰，睡不著覺，有幾種可能：第一，這件事情不適合你，不需要參與，只是你被其中的得失名利吸引了，但你更深一層的內在知道這不是對的，所以在那裡猶豫。第二，這件事情還沒有到你做決斷的時候，虛空中的勢還未到，此刻答案還沒有形成。

「文章本天成，妙手偶得之」，高水準的詩詞寫作是這樣，是「偶得之」，不是「絞腦汁」。靈感飄來，如果你的心足夠靜，能夠感受到它，它會進入你的內心，隨手寫下，完成。所以一流的好詩很難硬寫出來，也不是語文教材裡說的反覆「推敲」出來的，這是很大的誤解。好詩是在某個瞬間，因為當下的環境、人、事、物，與你內心的一個「感應」的結果，心裡有了，意識到了，就把它寫出來了。

日常生活中的處事接洽也莫不如此。奇思妙想往往不是絞盡腦汁擠出來的，答案是某個格局發展的「勢」自己帶來的，需要特定的時間、地點、人物和機緣來形成。

古代的書畫、音樂，乃至古代的好中醫，他開方子、針灸都是這麼來的，不是現代人以為的，研究幾個方案，然後專家評審，資料在電腦裡統計一遍，藥在老鼠猴子身上過一遍，然後獲取最佳方案，不是這樣的。全都是當下因緣和合的東西，但這因緣來自既往的積累。

第9章 導引與祝由：身心合一與神氣為用

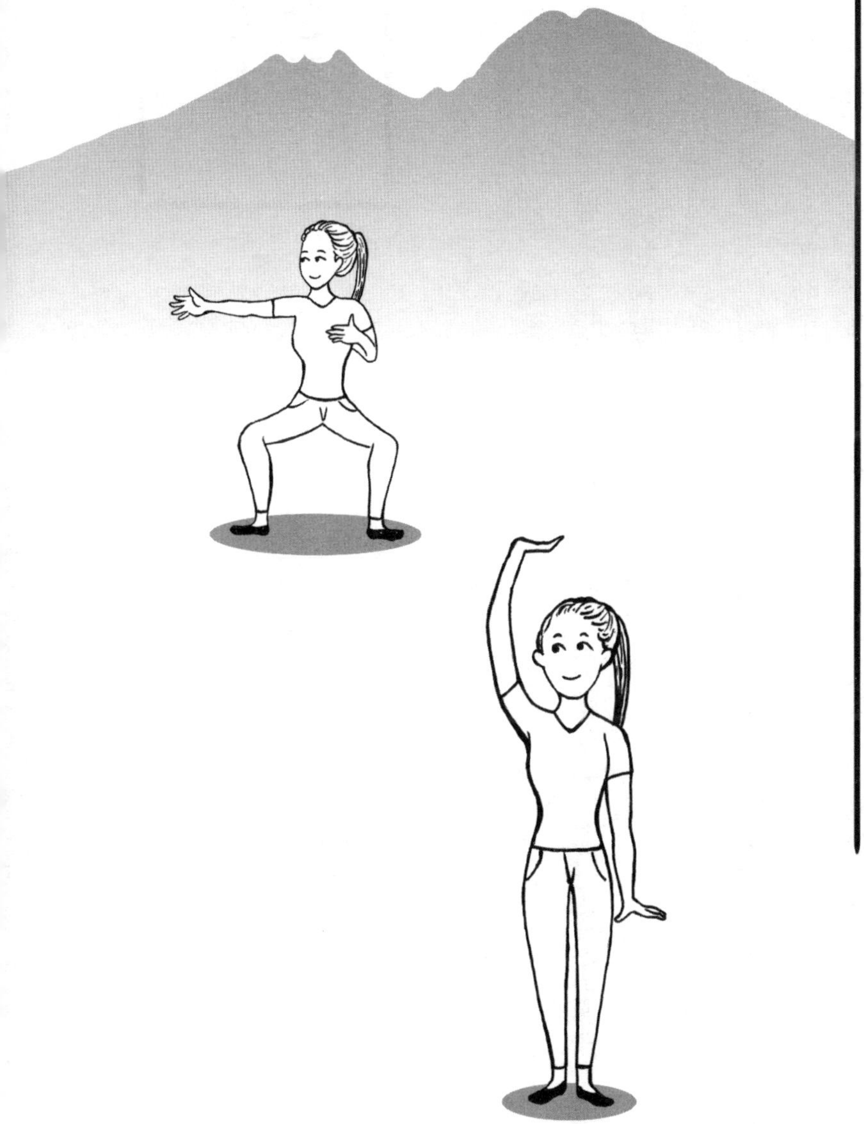

導氣令和，引體令柔

什麼是導引？導引神氣，調柔身心。

「導」指「導氣」，導氣令和；「引」指「引體」，引體令柔。導引，是引導能量傳輸和流動的藝術，讓身體與精神和柔健康。

導引的關鍵是精神專注。很多人都練習過太極拳、易筋經、八段錦或鶴翔樁等功法，這些都是透過舒緩的身體動作，達到精神內守、氣血和調的狀態。如果持續練習一段時間，我們的身心健康就會提升，內在的不適與不調自然會改善。

老子《道德經》言：「載營魄抱一，能無離乎？專氣致柔，能如嬰兒乎？」講的是專心致志，精氣合一不亂，可以讓我們的身心像嬰兒一樣調柔。

導引的鼻祖是神醫華佗，五禽戲是他模仿虎、鹿、熊、猿、鳥五種動物的動作和神態，所編創的一套導引術。其源頭可上溯至先秦，《莊子》中有「熊經鳥伸，為壽而已矣」。

我在讀書的時候練過易筋經，後來曾跟著張至順道長練習過「八部金剛功」。練了很長一段時間，體會到整套功法相對於易筋經更開一些，陽剛一些，通行氣血、疏通淤滯的力量比較好。那段時間，我的身體正好需要多一些流通，每天早上練完很舒服。

最近，我學了八段錦，剛開始只能做到完成動作，二十分鐘結束，後來體會到不慌不忙、緩慢柔和地做一個小時，效果很好。如果做得很慢、很專注，做每個動作的同時會感受到全身的變化。如果各位也能這樣慢慢練習體會，對身心氣血的流動、經絡穴位的虛實通阻，就會有直觀的認識。

熟悉自己的身體，是保持健康的基礎。

以上是動態的導引，其實中醫所有治療方法的原理就屬於導引。

刮痧、按摩、針灸也是導引，用藥則是透過藥性來幫助人體的神氣恢復正常的開闔，氣血運行更自然和諧。

八段錦

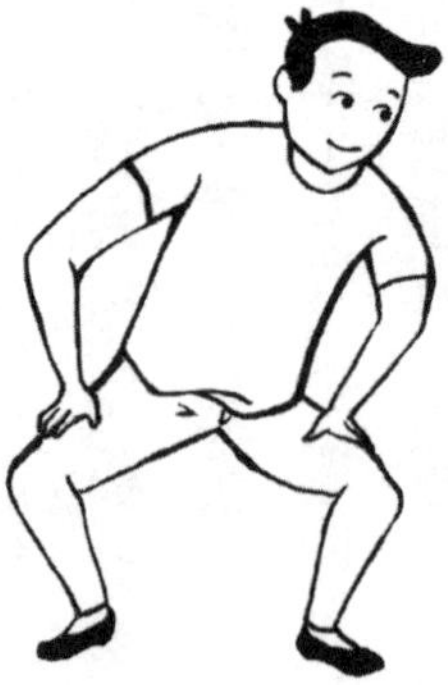

搖頭擺尾去心火

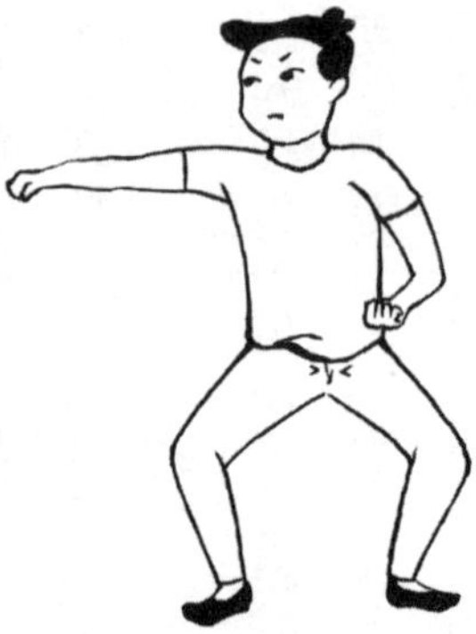

攢拳怒目增氣力

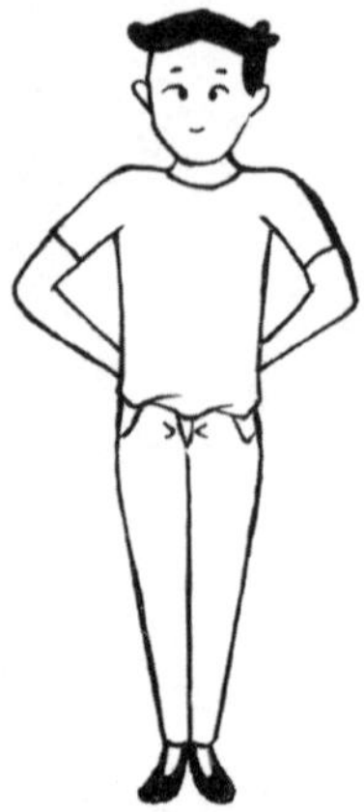

背後七顛百病消

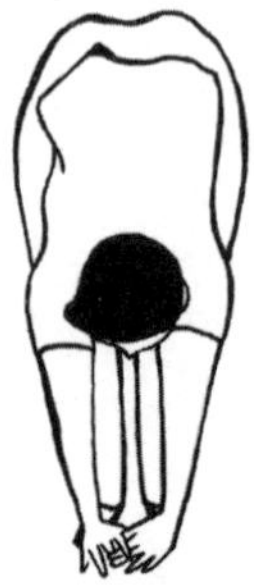

兩手攀足固腎腰

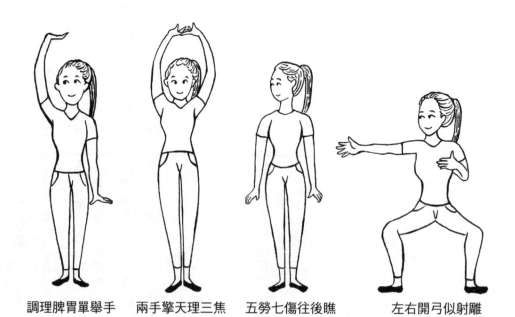

調理脾胃單舉手

兩手擎天理三焦

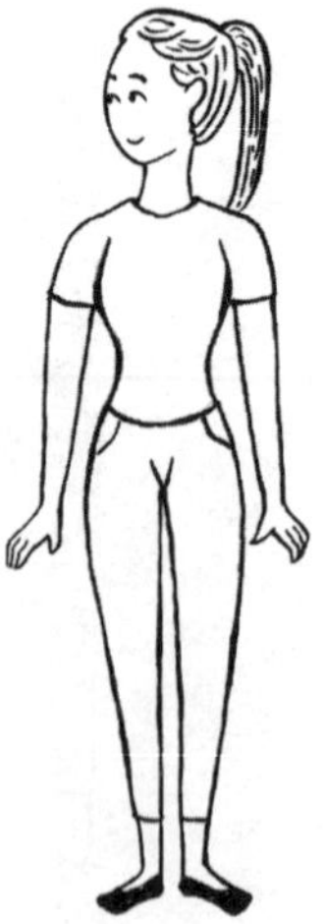

五勞七傷往後瞧

左右開弓似射雕

移精變氣

〈移精變氣論〉是《黃帝內經・素問》中第十三篇文章，裡面談到一種特別的治療方法——祝由。

原文很長，但很有趣，我們摘錄一段：

黃帝問曰：「余聞古之治病，惟其移精變氣，可祝由而已。今世治病，毒藥治其內，鍼石治其外，或愈或不愈，何也？」

黃帝問，我聽說古人治病，是透過祝由的方法，轉移和變化病人的精氣，病就好了。現在我們透過中藥內治，針灸、刮痧外治，有的病人能好，有的不能好，這是為什麼呢？

黃帝提到的「今世」，按照《黃帝內經》的成書年代，至少是在春秋戰國時期，距離現代好幾千年；黃帝說的「古代」，應該是在殷商時期，甚至更早的年代。

我讀研究所的時候，在國家圖書館看過一些古代文獻，那個時代是「以招魂復魄為國之政事」，很有意思。現代世界的主流，都是以「發展經濟，招商引資」為國政大事，古人為什麼會把看起來很虛的「招魂復魄」為國之政事呢？

《黃帝內經》分成《素問》和《靈樞》兩個部分，是黃帝與岐伯、鬼臾區、伯高、少師、少俞、雷公六臣平素問答之書。岐伯，是那個時代的有道之人，黃帝恭請岐伯為臣，尊為天師，幫助他治理天下。天師，在古代就是大巫師，有幫助君王通神明、傳天道的責任。

古代的帝王，都自稱「天子」，聖旨上開頭第一句是「奉天承運，皇帝詔曰」，也就是說，古代的君王，權力的源頭是天道，身為天子，治理國家的原則是順應天道。

從人類的文明史來看，最早的首領都是大巫師，或者修行很高的宗教領袖，因為只有他們能夠「奉天承運」；慢慢的，人類的思想、文化、社會活動發展到某個階段，社會化的人群取代了自然的個體，群體意識和文化規範成為人類的主導作業系統，因此能與大自然交融對話、通神明的個體越來越少，成為一些特定的職業階層，天師、觀星師、祭司在這個階段成為各地域、各民族的代表性人物。

天師、祭司，都是古代的資深修道人或方術傳承者，他們的作用是把光傳遞給俗世的人。在能量和資訊層面來調整人與大自然、人與社會，以及人與自我的關係。

這個話題很長，我們先放在一旁，往下看。

岐伯對曰：「往古人居禽獸之間，動作以避寒，陰居以避暑，內無眷慕之累，外無伸宦之形，此恬淡之世，邪不能深入也。故毒藥不能治其內，鍼石不能治其外，故可移精祝由而已。

當今之世不然，憂患緣其內，苦形傷其外，又失四時之從，逆寒暑之宜。賊風數至，虛邪朝夕，內至五臟骨髓，外傷空竅肌膚，所以小病必甚，大病必死。故祝由不能已也。」

岐伯回答：古代的人居處大自然，與禽獸相戲，天氣冷了自然會活動，熱了就搬到陰涼的地方，內心沒有太多依戀和喜好疲累其心，也不會因為求官升職而勞乏其形，這個時代叫做「恬淡之世」，每個人都活得快樂、安心、淡然，邪氣不會深入人體。所以不需要吃藥扎針，移精祝由、調整神氣就可以了。

接下來，岐伯又解釋了為什麼「當代」的人祝由效果不好的原因。他說，現代的人就不是這樣的了，內心憂患很多，每天忙碌勞累傷害身體，生活不順應四時的季節變化，寒溫逆亂，正氣先虛弱了，虛邪賊風，各種外邪乘虛而入，內犯五臟骨髓，外傷孔竅肌膚，所以小病必重，重病必死。病情不再僅僅停留在「神氣失常」的層面，所以單用「祝由」來「移精變氣」的方法，就不能醫好了。

上士聞道，勤而行之

有一年，我們住在福建的一個道觀裡，道觀裡收養了一個小女孩，正在讀小學。有一天，她發燒了，於是我給她開了一副藥，結果到下午她的燒還是沒退。我感覺有些奇怪，詳細詢問了發病前的經過。小女孩說，前一天放學後跟同學去墓地玩，然後就不舒服發燒了。這就是過去說的「邪病」，屬於神氣被干擾了，草木之劑就不合適了。

正好，我們的朋友陳醫師也在，他有祝由科傳承，瞭解情況後，拿起一杯白開水，掐上劍訣，念了十幾秒咒語，然後讓小朋友把水喝下，她當晚退燒，第二天就上學去了。

這就是祝由科。自元代即列入太醫院十三科。拿現代觀點來解釋，就是接通和改變患者的能量—資訊場。依靠祝由師專一的精神、穩定的念力，以符咒的聲音或圖像所接通的資訊—能量場，來治療各種疾病。

祝由科對祝由醫師要求很高，目前在道家系統還有專門的傳承，需要有師父傳授，學生必須遵守戒律。

還有一年，我們和一位百歲的道教龍門派的師父住在終南山裡一個月，師父的弟子許道長帶我們去採一種當地叫「鹿壽茶」的草藥。那天一共去了六個人，採藥的地方是沒有人煙的荒山野地。在一片小樹林裡，我們採到很多，當時感覺這個地方有些陰暗潮濕。回到住處之後，除了道長，大家都有些不舒服，三個頭痛，兩個還嘔吐。我也頭痛，但不厲害，還有些心神不定，心中懊惱，覺得神受到了干擾。

於是我去問道長，道長笑說：「沒事的，本來不想告訴你們的，免得你們害怕。」原來，那個地方曾經有過一位男子因為情傷而自殺了。

然後，道長帶我們點上幾支香，念了一些咒，大家就很快恢復正常了。

記得以前另一位道長告訴我們，道家有個說法：沒有武功，打不過豺狼惡人；沒有法術，禁不住野狐精怪，是不能住山裡修練的。

關於祝由科，我自己沒有修習，只是如是我聞，把親身經歷提供大家參考。需要提醒的是，現代人常常從自己狹隘的所知所見出發，來解釋、定論一些他們完全沒有經驗和認識的內容。

比如說，會把祝由解釋為暗示療法、心理作用，然後束之高閣，安心過他熟悉而重複單調的日子，或者直接定論為「迷信」或「巫術」。須知道，不經實地調查研究、學習體驗，只是按著腦袋裡的一些框架來相信或不相信，才是真正的迷信。這是一種愚癡而自滿的狀態，每個時代都有。

要知道，即使是巫術，也不是那麼簡單的事，一般稟賦的人想學也學不了，拿司馬遷《史記》裡對神醫扁鵲的描述是「非常人也」，不是平常的人。

所以老子有言：「上士聞道，勤而行之；中士聞道，若存若亡；下士聞道，大笑之。不笑不足以為道。」

若存若亡，就是若有若無，剛聽到時，感覺有道理，但不入心，還是滑過去了，難於深入學習。這是中士。

下士喜歡匆忙表明觀點，還常常用比較強烈的方式來顯示自己堅定的立場。從心理學來說，表面強勢的背後是內心的虛弱、精神的無主和所知的貧乏。

祝福的力量

聽眾：想問兩個問題。第一，您之前講到「形與神俱」，如果一個人朝思暮想，神放在別人或某件事情上的時候，神就不在自己這裡了。我想問，如果神放在別人身上的話，會補到那個人嗎？

李辛：會的，比如我們經常寫信會說「祝您快樂」。這像中醫的祝由科，是有力量的。我們唱「祝你生日快樂」，不光是一個意念，意念只是一個密碼，背後接通的是一個很大的力量。

比如你在谷歌（Google）或百度上寫上「祝你生日快樂」，出來的是無數的祝福資訊，接通了「祝福之海」。其實我們的每一個思想、每一個念頭和每一句話，都會接通其背後的力量。

如果你給人的祝福是真正發自內心的，很單純的，那個力量是非常大的。

當我們和某個人、某件事、某個環境相處，即使有你認為欠缺的地方，不要輕易全盤否定。無論是不是至親好友，我們對人不要有很強烈的傷害或怨恨的念頭。

現代人熟悉法律，只關注行為和語言上的傷害，因為會被控告和承擔後果。但其實，傷害人的念頭和想法同樣有後果。如果你一直陷在這樣的念頭和思想中，意味著你接通了無量無邊的「怨毒之海」，於人於己都是更大的傷害。

一切的源頭，在於無形的思想、精神，然後才有能量，再化生為物質。所有的病，或者說這個世界的開始，都是這麼來的。

聽眾：您講針灸、按摩的時候要「用心」，這和平常大家說的「用意念」是同一回事嗎？

李辛：關於打坐、扎針的意念問題，大家都有很多疑惑，我簡單解釋一下，供大家參考。

有兩種情況。第一種，你想他一下，祝福一下，就像接通登錄密碼，然後就完成了，後面該做什麼就做什麼。

第二種，一個意念起來了，但一直在念念不忘的狀態，這個就過度了，是一種「執念」。比如扎針的時候，也有這兩種情況：第一種是經過診斷交流，醫師確定了治療目標和手段，然後進入針刺階段，以一個簡單、安靜的心態把針扎進去；第二種，扎針的過程中，一直在執念，我要補、補、補這個穴位。

第一種狀態產生的效果，比第二種要大得多，因為雖然有目的，但它是放鬆的，神氣是自然流動的。

聽眾：老師，按摩、扎針的時候，醫師跟病人是連通的，或者融為一體的。有的書上寫過，病人會有病氣，這樣的話，醫師怎麼來保護和調整自己？

李辛：首先，每個人的能力和能量都是有限的，對自己真誠一些，不要強迫自己去做不想做的事情。比如，這個人我不想擁抱，為什麼一定要擁抱呢？這個病人我治不了，或者心裡抵抗、疑惑、恐懼的時候，就不要強迫自己，因為會有其他合適的醫師來處理。一切都是在流動的，每個人有他獨特的作用，有所能必有所不能，我們只需要做好所能的那部分就行了，這樣會安心很多。

第二，不是那麼容易就達到你所說的「連通」、「一體」的，需要醫師本身的身心稟賦，長期的內在訓練、規律的生活……

如果你已經到了可以連通的階段，是應該恭喜的，這個階段你會有一些直覺和感受來幫助你判斷「病氣」的強弱，以及你有沒有能力治療。

另外，如果你有能力連通，但開始害怕擔心，表非你心身的能量、正氣確實還不夠足，不要硬著頭皮告訴自己別害怕。當你心身的能量充足，自然不會擔心害怕，病氣也自然無法侵入你。我們要做的是調整好自己的心身能量。在這個階段，也是需要訓練忍耐力和清晰度的時候，與「病氣共存」，因為它也只是暫時的。

開車過馬路，有各種潛在的危險，但也可以學習如何避免。經過很多年，你的能力慢慢會提高，就像從一個不經風雨的小孩子，發展為成熟、穩定、強壯的成年人。

曾經有一個學生，他的按摩技術非常好，學習也認真，後來到了這個階段，可以感受到一些簡單、表層的邪氣和病情病勢。但他定力不夠，疑神疑鬼，停留在這個階段一年多。後來結婚了，加上一些家庭原因，轉行去做銷售了。又過了五年再見面，他說很懷念做醫師的感覺，但是回不來了，因為精神的清晰度和定力都已經消耗了。

所以，先不要想那麼多，能不能到「精微感知力」這一步，還需要堅持不懈的訓練、學習和相對穩定的生活。

不急於填滿「空白」

聽眾：神的狀態，成人可以自我察覺，那孩子呢？很多孩子不能夠自我表述，而且很多家庭是隔代教養，老年人對孩子的神可能更不會關注。現代兒童的問題滿多的，比如很小就得癌症、高血壓、糖尿病，或者其他的慢性病，應該怎麼幫助這類孩子呢？

李辛：我的老師宋祚民先生是兒科專家，我的病人裡也有很多孩子。成人之間的交流，是在語言、行為層次交流的。我給你一個桃子，你還我一個李子；我說了這個，你回應那個。比如長官會問，這事你怎麼看？工作完成了沒有？但成人之間大多是表層交流。

跟孩子交流的模式不是這樣的。比如你看了一部電影，心裡有點難受，你和某人聊聊體會，這是比較深層的交流，也代表你們是比較親近的。

再深入一點的，是更細微的情感交流、內心呼應，比如兩人在喝茶，剛開始在喝，在說話，過一會兒，好像沒什麼要說的了，但是心裡不會急著找什麼話題說或找個事情做，也不會驚慌。

很多成年人會驚慌這個突然出現的「空白」，比如飯桌上本來熱火朝天，突然沒聲音了，很多人會心裡發慌，趕緊說個笑話再把場子暖起來，這個要注意。其實當「空白」出現的時候，才是那些表面的習慣性社會約定模式正在散掉的狀態，在人內心深層次的東西開始顯現的時候，才有可能進入真正的交流和談話。

可惜成年人在一起的時候，多半是在「習慣性社會約定模式」，談論由媒體推送給我們的「固定內容」。當有機會一個人獨處，或者一群人的表面風塵退去的時候，很多人又會習慣性地拿起手機，打開電視，把這個珍貴的、安靜的「空白」填滿。

我們在跟孩子交流的時候，有一點是現代成年人需要留意的，除了聽他說什麼、要什麼，更要體會的是孩子在說話時的內心狀態。

這個很簡單。比如說，你在坐公車的時候，能感覺到旁邊的人是高興還是難過的，對吧？當你去跟人談判的時候，能夠直覺地知道跟這個人談話，不能太咄咄逼人，不然會僵局，或跟那個人一定不能說話太重，會傷到他，對吧？

每個人都有這個能力，所以對孩子也是這樣，要用心體會。但是我們很難用一個相對簡單的狀態去看問題、去交流。現代人節奏太快，要應付的事情太多，總是處在救市應急的焦慮狀態，一看到孩子某個情況，就會有很多擔心，會順著大眾思路想一二三四五……未來的那些可怕的事情，往往忘了當下和孩子共處、連通、一體的那種感覺。

跟父母長輩的交流也會有這個問題，無論是對父母或孩子，我們都擔心他們不夠健康、不夠好。所以，看到父母的時候，看他怎麼又這樣了，總想要管制或者改變，會要求很多。如果家人的交流只有這些「預防性」、「治療性」等目的很強的言行，會失去當下的真實交流，我們會忽略父母長輩和孩子真實的需求。

什麼是當下的真實交流？可能只是陪他在一起，兩個人不一定要找個話題說，就隨便聊聊，陪在邊上看看書報，坐一坐，大家都挺舒服的。老人需要的是這個東西，孩子需要的也是這個東西。

對待孩子也好，老人也好，需要的是處在不那麼用力，不那麼有目的，不是總想要去做什麼的狀態。大部分家庭並沒有那麼多需要擔心和時刻準備去救火的狀態。如果你處在一個相對心平氣和的生活狀態，你的健康、人際關係和事業也容易保持在這個狀態。

第10章 氣味厚薄與開闔：

神農時代的藥物觀，神、氣、形的借用

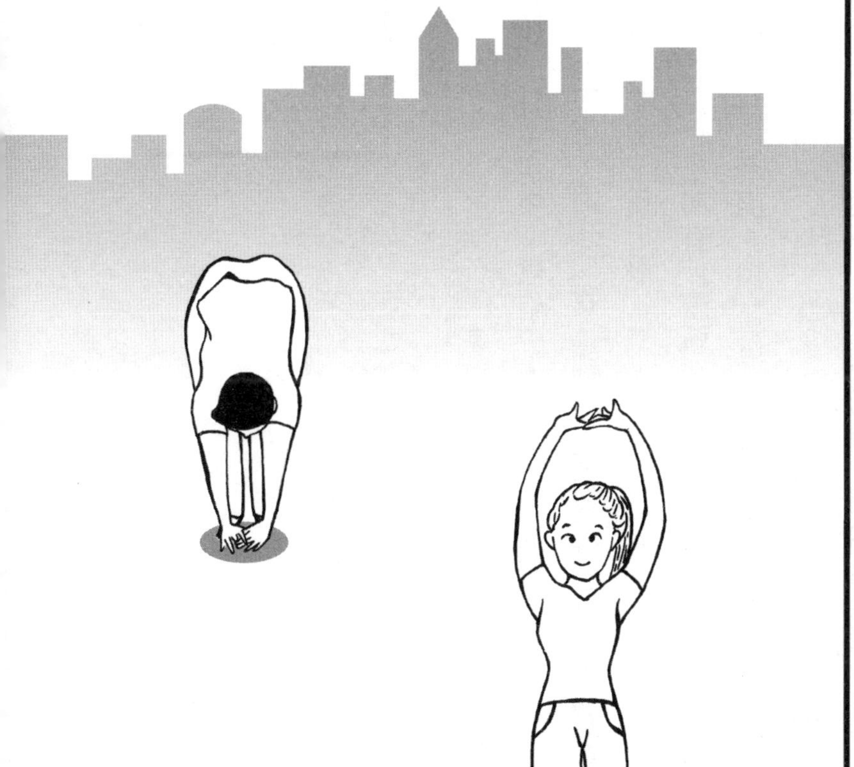

劉邦得天下的緣由

關於經絡穴位、針灸按摩、導引祝由，把這三個部分合在一起講，是因為治療者直接切入到對方的神氣格局中來，即「以我之神氣，調彼之神氣」；而草藥是醫者借助草藥的「神、氣、形」來調整病人的神、氣、形。

常有人會問，針灸和草藥有什麼區別？或者說，這兩種東西哪個好學？我的感覺是，針灸比草藥單純一些。為什麼呢？因為針灸治療的重點在醫師本人的神氣狀態，和他對病人神氣的感受。所以，醫師自己就是一味藥，而且這味藥是活的。看清了病人的氣機格局，根據病人本氣的虛實，醫師當下可以想補就直接補，想瀉就直接瀉。

比如之前那位患鼻炎的患者，她的三焦狀況是一個殘局，下焦虛，中焦淤滯，上焦閉塞。如果針灸或按摩，可以直接取穴下焦的關元穴、氣海穴，或者腎俞穴、命門穴，然後中焦補一下中脘穴，然後用胃俞穴、脾俞穴，或者足三里穴流通一下，至於上焦，就輕輕地開一下風池穴、外關穴。這是當下就可以調理的。

當然前提是你能夠感覺到整體格局和細節。就像下棋，能直接看到整盤棋的格局和邪正分布，從而推測後面的變化，而不是在想像當中下盲棋。「嗯，因為她有鼻炎，書上寫的鼻炎一針療法、兩針療法、五穴療法……」現在有很多這樣的套方，那是經驗，可以參考，但離不開醫師對當下這個實實在在的人的診察，否則就像根據一張棋譜去下一盤正在進行的、隨時變化的棋局，那是刻舟求劍。

草藥難學，難在哪裡呢？因為醫師不僅要瞭解病人當下的氣機、神機的格局，瞭解他邪正鬥爭的進退趨勢，以及三焦上下、內外表裡各部的開闔虛實狀況。即使心中清楚這個畫面之後，你還得瞭解每一味藥物的氣味厚薄、開闔補瀉、寒熱緩急，以及每味藥進入不同體質人體中的不同變化，還有不同藥物組合、不同劑量配比、不同炮製方法對藥性的整體方向性的細微影響，這就很不容易了。

就像《史記》裡劉邦和項羽的較量。項羽力大勇猛，武功高強，戰場上殺敵宰旗，克敵制勝，自己一個人能搞定的事還不是太難。等到劉邦打敗項羽稱帝後，在都城洛陽南宮擺酒宴，招待文武百官。問起百官他與項羽的區別，為什麼他能夠成功？大家都說是因為他仁義，順應天下民心。

劉邦說了這麼一段話：「夫運籌帷幄之中，決勝千里之外，吾不如子房。鎮國家，撫百姓，給餉饋，不絕糧道，吾不如蕭何。連百萬之軍，戰必勝，攻必取，吾不如韓信。此三者，皆人傑也，吾能用之，此吾所以取天下也。項羽有一范增而不能用，此其所以為我擒也。」

裡面提到了劉邦所任用的三位比自己高明的人才。第一位是張良，他是歷史上著名的軍事謀略家與道家人物，能夠運籌帷幄，決勝於千里之外。他不在戰場，卻能通盤考慮大局，運籌帷幄，預知未來趨勢的發展方向，敵我交戰的重點和趨向，己方進攻與防守的配比合度，行事準備的時機。中醫遣方用藥的首要任務也是如此，診察入微，全盤考量，明其勢，不執著於消除症狀，一城一地的得失。

第二位是蕭何，他的能力是固本開源，「鎮國家，撫百姓，給餉饋，不絕糧道」。就像中醫在慢性病的治療中，非常重視「保胃氣」、「存津液」，固護中下焦。一場慢性病的過程，就像長期戰爭，機體自身的資源保障，是贏得持久戰的基礎。否則打兩天就斷糧，堵了經絡，截了交通，那就自己亂了陣腳，敗勢已露，不用打了。

《傷寒論》裡很多方子都有三味藥：生薑、大棗、甘草，是守中保胃氣的意思。

在治療溫病，就是發熱性疾病的《溫病條辨》裡，常常出現的是人參、太子參、甘草、麥冬、生麥芽、生穀芽，這些是為了顧護中氣，保存津液。

四君子湯、參苓白朮散、生脈飲、豬膚湯這些方子，就是類似蕭何的作用。

第三位是韓信，劉邦的評價是「連百萬之軍，戰必勝，攻必取」，這是進攻克伐的力量。

以前老醫師常說，有四味藥可以治大病，但不能隨便用，要看準，即麻黃、大黃、附子、生石膏，這幾味藥都像善於行軍打仗，斬關奪隘的大將軍韓信。

麻黃是開表氣、破鬱結的強藥；大黃是開裡氣、化瘀毒的；附子對下焦元氣將絕、垂死的病人有回陽救逆的作用；而生石膏善於消除上焦和中焦的積熱，降氣下行。

用藥如用兵

古人說用藥如用兵，開方子的狀態，很像張良、蕭何坐在大帳當中運籌帷幄，調兵遣將。一個合理的中藥處方就像配伍得當的團隊組合，君臣佐使，相得益彰。你需要熟悉團隊的每一味藥，就像熟悉手下的每一個幹部和員工。

如果需要組織一個攻堅的快速特種作戰小組，就像麻黃湯。麻黃的性子比較急，可以做為君藥去攻堅，但是還得有一個配合他的，提醒他注意其他情況，包括考慮如何跟其他團隊結合。

那個用來配合的分別是「佐、使藥」，比較穩定的甘草放在中間，能夠成為其他幾個戰略態勢的一個匯合點，還可以補充糧草，做好後勤保障。

「臣藥」可以讓桂枝來擔任，加強了麻黃通達的支援力量，走的路線又是比麻黃更深入一些的血分，可以互為支援，這樣要補充要推進，可以跟上。

做管理，帶團隊，你得瞭解每一個人的長處、性格、氣質，而且你還要瞭解這些不同的人合在一起，合化出來的是一個什麼氣和勢。

每一味藥物就像是每個不同的人。我們提過每個人的神有厚薄、清濁，有氣的虛實、開闔，還有形的強弱、剛柔，性子有急緩，這是最簡單的分類。藥勢也有厚薄、清濁、虛實、開闔、剛柔、動靜、急緩、走守。

這些不同的藥性，以及進入人體後表現出的藥勢，古人常用「酸苦甘辛鹹，寒熱溫涼，升降浮沉」來概括。你得非常清楚每一味藥的色、香、味、形、質，品質的高下，氣味的清正優劣。然後你還要評估，從大方向來看這個方子的陰陽寒熱、虛實開闔，能不能跟這個人當下的氣機和病機的陰陽寒熱、虛實開闔相合。

至於實際到在一組補氣藥裡，比如人參、黃耆、太子參哪個藥最適合這個病人的體質、氣機；一組香藥，木香、丁香、沉香、白芷哪個香的氣味走向更適合某人的神機、氣機，還涉及劑量如何調配，藥品的品質管控等很多方面。

所以，要用好中藥，是需要長期的臨床累積和非常細心的體會與揣摩。

藥性與嚐藥

現在的教材把中藥學和方劑學簡單且固化了，所有的藥物按照功效來分類，比如說第一章是解表藥，解表藥分為辛溫解表、辛涼解表；然後第二章是清熱藥，再細分為清氣分熱、清血分熱、清濕熱、清熱解毒等。再給不同的藥物貼上看似有特異性的標記，比如黃連清心熱、黃芩清肺熱、黃柏清下焦濕熱。

這些內容，對於初學者可以做為入手學習的方法，但如果整個現代中醫的學生表述體系都還是停留於此，臨床能力的提升就會裹足不前。但是，不少工作多年的醫師與學校老師，大多局限於這些支離破碎的片段，學用很多，卻沒有抓到方藥的「本體」。

就像看待一個人，因為他是學法律做律師工作的，我們常常就把他歸到律師這一類，他的「功效」就是處理法律問題，然後再根據他的特點，分別放到民事、刑事、經濟類事務的崗位上。對於新手，這樣沒錯。但是，律師只是他的一個表面的功效，背後是活生生的人，有特定的氣質之清濁緩急，有體力之強弱，性格之勇怯，都在工作之外的特定場合。他可以是勇敢的戰士、圓滑的說客、敏感的藝人、高超的廚師、嚴肅而有推動力的管理者。

所以，重要的不是一個人的功效，也不是一個人的職業標籤，重要的是這個人的身心特質。藥性如同人性，如果這個人在做醫師，就會以醫師這個角色表達他的人性。如果有一天他去做廚師，炒菜炒飯，他還是在表達這個東西。掃地也是一樣，所以重要的是這個人、這個藥內在的本性。

沒有人會願意當作某種功效的固定角色，因為這樣既限制了此人的全面能力發揮，也限制了機構解決問題的更多可能性的實現。

對於中藥的認識，需要從這裡入手來理解和學習。

前面談到藥性的厚薄清濁、虛實開闔、剛柔動靜，就是每個藥物的潛力，在不同的氣機格局裡，幫助人體不同層次的氣血，調整到合適方向，達到平衡和調的狀態。古人用「酸苦甘辛鹹，寒熱溫涼，升降浮沉」來概括藥性。

就像傳統文化重視個人心性的訓練，有句話叫「君子不欺暗室」，這是對自己真誠。不管知不知道，不管事情大小，都是這個人本性的外現。對於藥物，傳統的醫學也是這麼考慮的。所以，對於中藥和方劑的深入學習，要把藥書上的功效和治療範圍，當作古人的舉例說明和回溯反證的線索。先從嚐藥開始，熟悉每一味藥的氣味、質地，體會它進入自己身體後的身心感受。這個不難，跟品茶、品香一樣，甚至跟吃飯、喝酒的體會感受類似。

參考藥書，可以先從《神農本草經》或李時珍的《本草綱目》開始。《本草綱目》的內容很全面，以時間為軸，把各代醫家關於每一味藥的記載都錄了下來。有時看似各條目觀點不同，但其實羅列了更多方位的參考。排在第一的就是《神農本草經》，然後有唐代孫思邈或陶弘景的觀點，接著是宋金元時期著名醫家李東垣、張元素等人的經驗，這樣看起來很方便。

有很多年，我每天都會隨手翻看《本草綱目》。有時候白天看病的時候，覺得這個病需要一味藥，味道最好淡而無味，這樣不偏入血分，也不傷胃氣，還得能通行表裡之氣，於是，把書看了一遍之後，會挑出幾個還不熟悉的藥，第二天去藥房買十克來嚐嚐看。

威靈仙這味藥就是這樣找到的。記得有一整週的時間，每天早上我一到辦公室，就泡一杯威靈仙喝，放得不多，和泡茶一樣。它的味道很淡，剛喝下去，覺得全身上下的氣機有微微流動散開的感覺。第一天，從九點到十一點去了很多次廁所，這就是利水，而且全身皮膚肌肉都會有輕微酥酥麻麻的感覺，這就是通行經絡的作用。後來還發現它有幫助腸胃運轉的力量。

嚐過之後，再看原文《本草綱目》就好理解了：「威靈仙，氣溫，味微辛鹹。辛洩氣，鹹泄水，故風濕痰飲之病，氣壯者服之有捷效，其性大抵疏利，久服恐損真氣，氣弱者亦不可服之。」

多次嚐服之後，再用在病人身上，就心中有數了。用的時間長了，更能體會到這味藥在不同身心特質和氣機格局的人身上，不同的作用方向、深度與廣度。

附子這味藥，我是在讀研究所的時候嚐的，之前已經用了很多年，也解決了不少適合使用的病情。當時在學校常常運動，還練過三個月健身，陽氣本來不虛，再每天泡一杯熟附子湯，從早喝到晚。記得喝到第三天的時候，嘴裡的黏膜就開始充血破掉了，接著又喝了兩天，牙齦也腫了，舌頭發麻，於是停下。這麼體會過，以後再用在病人身上，就會踏實一些。

上藥、中藥、下藥

《神農本草經》很薄，這是中醫四部經典之一，另外三部是《黃帝內經》、《傷寒雜病論》、《溫病條辨》。若能深入學習這幾本經典，很多道理就容易明白了。

根據藥性，《神農本草經》把藥物分成上品藥、中品藥和下品藥三類。我們看一段原文：

上藥一百二十種為君，主養命以應天，無毒，多服、久服不傷人。欲輕身益氣，不老延年者，本上經。

中藥一百二十種為臣，主養性以應人，無毒有毒，斟酌其宜。欲遏病補虛羸者，本中經。

下藥一百二十五種為佐使，主治病以應地，多毒，不可久服。欲除寒熱邪氣，破積聚愈疾者，本下經。

三品合三百六十五種，法三百六十五度，一度應一日，以成一歲。倍其數，合七百三十名也。

上藥可以做為一個方子的君藥，「養命以應天，久服不傷人」。所謂「應天」，是這類上品藥與清淨的天之氣相感應，幫助人的神穩定，通達蒼天清靜之氣。因為這兩者是互通相應的，《黃帝內經》裡有「生氣通天」之論，現代人久居霧霾，確實會增加內心的霧霾。上品藥穩定神氣格局，幫助人體收固精氣，所以有助於不老延年，長壽。

中藥「養性以應人，欲遏病補虛羸者，本中經」。上品藥滋養生命的根源，中品藥養性。命是先天的，得之於天，性是人體的特性、偏性，虛實寒熱都是偏性。「中品藥」能遏制病情，還能補虛，它有補有泄，但沒有說它可以去疾。它不是直接去治那個已經形成的病，而是在氣的層次進行調整。

下藥「除寒熱邪氣，破積聚愈疾。主治病以應地」。天為陽，地為陰，天氣清靜，地氣厚濁。這就是攻伐有形的病了。

這是三品藥針對的三個不同層次。

看《神農本草經》時，你會發現有個規律，上品藥很多都是延年益壽、安神定志、補益精氣的。前面談到關於神氣清淨的重要性，故宮有「乾清宮」，還記得吧？這是同一個道理，乾也代表神氣，上品藥很多都有治神的作用。

上品藥裡的朱砂，在道家是非常重要的藥，又叫丹砂。

朱砂的原礦是不溶於水的硫化汞，需要加工後才會得到汞。不少媒體的報導將兩者混淆。硫化汞和汞單質是不一樣的。汞有毒，會導致肝腎等器官損害。而硫化汞極難溶於水，很難被人體吸收。

古代醫家有很多紀錄：「朱砂忌火煅，火煅則析出水銀，有劇毒。」朱砂裡的硫化汞需要在坩堝等耐高溫的容器裡加熱到一定的高溫，裡面的汞才會析出。

我們水煎的湯藥，溫度都在攝氏一百度之內，常用量很微小，也不需要長期服用，所以對於人體是安全的。而且，朱砂對人體的有效，並不是它的物質成分，而是資訊，一種類似陽光一樣溫暖且穩定的保護性資訊場。古人把它放在《神農本草經》的第一條是有道理的。

但現在關於朱砂有很多負面說法。常有人問：「朱砂不是有毒的嗎？」我有點無奈，有時遇到熟人，我就這麼說：「即使直接吞服朱砂末，您肚子裡的溫度最多也就攝氏四十二度吧？那還是發高燒的狀態，即使是這個溫度，也無法把裡面的汞提煉出來。如果把〇・一克入湯劑，放在水裡煎煮，最高也就一百度，汞還是無法被析出來。」

道家有服食朱砂或含有汞等重金屬的特別修練方法，有特殊的加工工藝和特定的修持方法，但只適合很少的一批經過修練、身體清淨、氣脈通達的人，還需要有老師指導，不是常人思維能知曉的。

如果用我們有限的所知來揣度妄議，恐怕不太明智。沒有實地的調查研究，就沒有發言權，不過多看看書，能減少我們的淺陋、鄙薄。

前些年，我曾經看過一本關於印度阿育吠陀醫學的書，是一位美國人在印度和尼泊爾多年學習的紀錄。阿育吠陀醫學是該地區的傳統醫學，也有千年的歷史，裡面有很多關於氣脈、明點、礦物藥，包括朱砂的特別製作方法。現在在印度還有專門的阿育吠陀醫學院和醫院。

一切都是藥

關於中藥，我們現在都習慣從物質層面去考慮，然而，正確使用中藥的前提，是從能量層面和資訊層面去考慮。從能量的角度而言，藥物進入的時候，是透過調整人體氣機的運動來發揮效能的。每個藥物有運動的方向（升降浮沉、開闔），有作用的起始層次和布散的範圍。歷代醫家用了不同的語言和體系來表述，比如表—裡、陰—陽、氣—血；溫病學派的衛—氣—營—血、上焦—中焦—下焦；張仲景《傷寒論》裡的太陽—少陽—陽明、太陰—少陰—厥陰，這裡的重點是不同的層次。

李辛：比如我們常喝的薄荷，大家覺得薄荷是作用在上焦、中焦，還是下焦？

聽眾：上焦。

李辛：是的。大家有沒有感覺到喝了之後，它是在肺部、胸腔、咽喉、頭臉，向皮膚肌肉表層這樣慢慢開的。那麼，生薑呢？

聽眾：上焦和中焦。

李辛：上焦為主，但它的作用層次比薄荷深入一些，從中焦開始，往上往表。咖啡呢？

聽眾：咖啡應該是上焦。把氣機拉起來。

李辛：首先，它是寒的還是熱的，涼的還是溫的？

聽眾：溫的。

李辛：對，是開還是闔？

聽眾：開。

李辛：是開。茶葉也是開。咖啡比起前兩味薄荷和生薑，其實是偏重於中焦，偏溫偏開，還能稍微往下、往裡面走深入一點，就是到下焦表層。

那麼你們覺得咖啡跟龍井茶相比，哪個是清？哪個是濁呢？

聽眾：咖啡是濁，龍井是清。

李辛：對，哪個厚哪個薄？

聽眾：咖啡厚，龍井薄。

李辛：對。這就是中醫對藥性的一個直觀體會。再比如，我們常常用來做紅燒肉的肉桂，它的氣味比前幾個又厚些，更溫一些，對吧？你們覺得肉桂走的層次跟咖啡比哪個深一點？

聽眾：肉桂深一點。

李辛：是的。如果老人頻尿、關節痛、腰痛，或者婦女痛經，一般會開肉桂。這個藥能走到這些層次。

再舉個例子，你們吃過豆豉嗎？它是作用於三焦裡面哪一層次？

聽眾：下焦。

李辛：藥用的淡豆豉入中焦。做菜的是鹽豆豉，鹹了，能引入下焦，這就是炮製的作用，改變藥性和作用方向、層次。

淡豆豉是在中焦，平平舒展開的，還有一點微微往外透，所以常常用在中焦不足的虛弱者有外感時。而加了鹽之後，它就往下走了。

再問一個，醋的力量是開還是闔的？

聽眾：有開也有闔。

李辛：是闔中有開。醋比較複雜一點。

比如說茅臺，是純然地開，還有甘緩和中的力量。茅臺的開是通達的。醋雖然是酸味，也有五味陳雜的感覺，這就是清濁之別。茅臺氣清，米醋氣濁。如果把這酒和醋當作文學作品，茅臺可以說氣味醇正。古人把自鳴得意、格局不大的讀書人叫酸秀才，一酸，清正、中正、寬宏的氣就少了。

這是意會，中國文字是象形、會意、指事，如果你皺著眉頭，神情緊張地跑來，拿著尺規要來界定它的概念、主題、邏輯，那你還是去學別的吧。但如果能會意，學中醫就好辦了。

比如，這朵蘭花你們覺得清還是濁啊？

聽眾：清。

李辛：是的。假設有一個人，他最近吃的比較多，然後整天上班開會，想得多，也沒時間運動，很早起來，很晚睡覺，中焦運化不利，早上起來，嘴巴發黏，有點臭，舌苔厚。你們說這個人是清還是濁？適合喝咖啡還是喝茶？

聽眾：濁，適合喝茶。

李辛：這個蘭花的氣味，是接近咖啡，還是接近茶？

聽眾：茶。

李辛：是的，蘭很清。所以古代拿蘭花改善肥胖、濕濁。在中醫眼裡，每樣東西都是可以做藥的，比如說這塊抹布，什麼感覺？

聽眾：黑、濁。

李辛：濁，什麼樣的人適合用這類東西？

聽眾：太清的人。

李辛：對。假設有這樣一個人，他身體太乾淨了，乾淨到非常消瘦，也非常敏感，吃什麼都會拉肚子，消化不好。這樣的人可能精神上也有些潔癖。怎麼辦呢？現代科學說，你可能需要一點酵母片、納豆或是優酪乳。優酪乳、酵素，其實是一種增加濁性的東西。

水清則無魚，體質太清，提供生命運化生存的養分就不夠了。吃這幾樣東西，包括豆豉、臭豆腐或老北京的豆汁，都屬於這一類。

要是不巧都沒有，那用什麼呢？

聽眾：鍋灰可以嗎？

李辛：不是。我們按照古人的思路來打個比方。比如，灶臺邊這塊油抹布，三年以上者為良。剪下一塊放在瓦罐裡面，密閉，細縫用泥巴給糊上，下面用小火烤。這個火有講究，最好不要用炭火，也不要用煤油火，用柴火，把它碳化，叫燒灰存性。什麼叫「燒灰存性」呢？裡面那些物質化的東西去掉了，但是它擔任抹布工作的那個海納百川、藏汙納垢、寬容大量的「性格」、「資訊」還在裡面。

如果是一個完全科學化的頭腦，肯定會認為我瘋了。但這是古人的思路，大家有空，可以翻一翻《本草綱目》，裡面的水部、土部、人部，各種現代人無法理解的藥都在裡面。看一看這些，能幫助我們理解古人用藥的思路，理解藥性中與資訊相關的一個層面。

資訊化治療

再說說灶心土，我已經用過很多年了，現在好的灶心土很難找。大家都不用燒柴火的土灶，即使是農村，純燒柴火和草稈的泥巴灶也不多了。土灶底部中間的那塊泥巴就是灶心土，有溫熱之氣、收攝之氣，能加強我們的中焦。

有位女士更年期月經出血不能控制，已經快半年了，西醫做了幾次刮子宮都沒效果，說可能得把子宮切掉。她是胖胖腫腫的身形，容易拉肚子，這是中焦虛。臉和腿也腫腫的，代表下焦虛。睡覺也不好，代表正氣已經虛到闔不住的狀態，月經過多也是闔不住。

後來，我用了一些藥，把她的中焦、下焦闔起來，白朮、茯苓，小劑量的人參，不能用多，用多了內部氣機壓力會過大。整體氣脈不通，壓力又大，就會出血更多，這叫「迫血妄行」。再用一點點附子和肉桂，補充中下焦陽氣，但也不能大量用，還需要一樣東西把這個虛散不收的氣機格局收住——灶心土。後來病人的出血就好了，不需要動手術了。

你要說成分，灶心土有什麼成分啊？泥巴。它的成分能止血嗎？不能。但它攜帶的資訊就能。這就是取其氣，溫中補虛；取其性，收攝涵固之性。

朱砂的治療原理

前面說過的朱砂，在《神農本草經》裡叫丹砂，是第一味藥，有的版本是第二味藥，總之排名靠前。它也是道家醫學裡重要的一味藥。

《神農本草經》說丹砂「主身體五臟百病」，聽起來是不是有點像「包治百病」的感覺？「養精神，安魂魄」，還有「益氣明目」。

下面部分的內容，在大學教材裡見不到。「殺精魅邪惡鬼」、「久服通神明」，還寫了一句，「能化為汞」。這個能化為汞，中國人早就知道，古代道家煉丹術是非常發達的。他們也知道汞有毒，秦始皇的陵墓就以汞為海，保存屍體，以防後世盜墓者。

我第一次看到「殺精魅邪惡鬼」、「久服通神明」的時候，也看不懂，覺得很怪，但是存疑，放在心裡，看不懂就先跳過去。

不要因為看起來不科學，就把門關上，這樣會讓我們永遠不能理解它。有疑問的部分可以先放著，對任何當下還不明白的東西，可以有這樣的心態，能對我們日後的理解和貫通留一條路。

現在不是戰爭年代，沒有人逼著我們馬上站隊表態是效忠哪一方，不需要立刻表態「我反對」或者「我支持」。我們有足夠的時間去品、去嚐、去體會、去領悟……慢慢把心、把眼睛都打開。實踐出真知。

前段時間我的師母去世了，八十多歲，大家一早就去火葬場參加告別式。因為我比較敏感，經歷過很多次類似場合，有事先做防護準備。一起去的一個師妹，覺得頭暈、心慌氣短。原因很簡單，那裡的氣場是悲哀、混亂的，而且不少人會害怕，這些感受是現實存在的。

從中醫的角度看，那裡是生命離開的地方，是魂魄脫離肉體的地方。小孩子，或者身體不強壯、精神又敏感的人，就容易受到影響。看到師妹有點暈，我就拿出準備好的一小瓶朱砂，用手指蘸了一點朱砂粉，在她頭上的百會穴抹了一下。抹完之後沒幾秒鐘，她就覺得精神突然清晰了，眼睛看東西也明亮了。這個就是它「養精神，安魂魄」和「益氣明目」的作用。

朱砂的明目作用，不是那種原來近視五百度，現在一吃一抹減到兩百度。它是把你的神受到的無形干擾去掉了，覺得心清目明。

前面說過，有的病，原因是物質層面的；有的病，原因是能量層面的；還有的病是資訊精神層面的。朱砂這些礦物類藥物適合那些在資訊層面、精神層面受到干擾、侵襲的病，類似的藥物還有生磁石、生龍骨、代赭石、琥珀、紫石英、雄黃等。

這些礦物類藥的作用與效應，和現代的化學合成藥物（常見的如磺胺、青黴素、激素類）或者生物提煉藥物，比如黃連素、嗎啡、阿托品、奎寧、咖啡因不在同一個層次，前者是精神—資訊層面，後者是物質—肉體層面。

這些作用在精神—資訊層面的礦物類藥，與我們熟悉的常用中藥也不一樣。常用藥中，比如甘草、大棗、蓮子、當歸、黃耆等，是作用於氣的層次，屬於能量層面。

在這個意義上，我們就能理解為什麼《神農本草經》說朱砂能主百病了。只要是因為精神—資訊這個部分導致的問題，影響到肉體層面產生各式各樣的症狀，無論它被現代醫學定為何種病名，都有幫助。

現代教材丟掉了什麼

再舉個例子。二〇一二年，我朋友的女兒三歲，一個星期不能好好睡覺。孩子平時住在國內，這次去歐洲旅行，先是住在法國一個古老的修道院改建的旅館。那幾天就睡得不太好，然後去鄉村散步的時候，還被大狗嚇到一次，之後就不能吃東西，也不能好好睡，晚上經常會驚醒。

西方的教堂、修道院附近常有墓地，這種地方在中醫看來，都是陰氣很重的地方。

我曾在英國倫敦一家修道院改建的旅館裡住過幾天，那裡很有名。牆上掛著伊莉莎白女王和查理斯王子的參觀照，窗明几淨，採光很好。院子裡有幾棵老樹，藤蔓植物粗壯的枝幹布滿了院牆，一直爬到屋頂，角落裡也有一片修士的墓地。

早餐很好，午茶很好，坐在圍廊白色椅子上看花，很美，一切都好，就是晚上睡不好。我做了很多奇怪的夢，顯然不是自己的經驗，哪裡來的？這個環境裡所存有的資訊。

最奇怪的是，連著兩個早晨起床後，心裡很嚴厲，吹毛求疵。我和太太就開始互相挑剔起來，挑剔的方式和內心狀態也不是我們所熟悉的。連續兩天都是如此，第三天晚上，我們給自己塗了些朱砂，這些問題就消失了。

回到那個睡不好的小女孩，她媽媽打長途電話向我求救，我要她媽媽給孩子抹一點朱砂，在頭頂百會穴、膻中穴，和手心、腳心都抹一下，當晚小女孩的睡眠就好了很多。這個藥對神氣敏感、容易受外界干擾的孩子非常好用。同時用了另一個小茶方：生龍骨一小塊，五味子六粒泡水喝，幾天後，她就完全恢復了。

生龍骨是什麼？是古代哺乳動物如象類、犀牛類、三趾馬等的骨骼化石。我們先看看《神農本草經》是怎麼說的：

> 味甘平。主心腹鬼注，精物老魅，咳逆，泄利膿血，女子漏下，癥瘕堅結，小兒熱氣驚癇；齒，主治小兒大人驚癇癲疾狂走，心下結氣，不能喘息，諸痙，殺精物。久服輕身通神明，延年。生山谷。

在目前大學《中藥學》教材裡是這麼描述的：

【功效】鎮驚安神，平肝潛陽，收斂固澀。

【應用】

1 用於心神不寧，心悸失眠，驚癇癲狂……

2 用於肝陽眩暈……

3 用於滑脫諸證。本品味澀，凡遺精、滑精、遺尿、頻尿、崩漏、帶下、自汗、盜汗等多種正虛滑脫之證……

這兩個的差別是不是挺大的？不光是表述用的語系變成了現代人熟悉的臟腑辯證語系，一連串獨立的症狀，看起來更邏輯化，有利於現代人的閱讀理解，但是這裡面丟掉了什麼？

首先是「神」的部分，生龍骨所有的功效，都是建立在「調神」的基礎上。然後是「收斂精氣」，這個收斂的作用，與五味子、烏梅肉、五倍子的作用，不是同一個層面的。龍骨是在精神與資訊層面，後者是在能量與氣血層面。

離開了這個立體理解的基礎，來學習和教授傳統中醫，顯而易見的結果是：年輕的醫師會因為缺乏對肉體—能量—精神三個層次的清晰認識，在臨證處方時就按照教材所列的症狀或症候群，以臟腑的邏輯排列來選用藥物。

這個過程中，五味子、烏梅肉、五倍子、龍骨都被劃入了具有收斂作用的類別裡，每個藥物各自在哪個層面發生作用就被模糊了，包括它在所作用層面的方向性，升降與浮沉，在氣還是在血，動與靜的細微差別，厚與薄的補瀉流通程度都不清楚了。

這麼一來，傳統中醫學對藥物完整的認識框架與精微的使用指導，就被平面化、簡單化了。缺失了對人與大自然、生命的內外交感流通的全方位認識的大背景，缺失了建立在精氣形神、四氣五味、升降沉浮、開闔動靜的理解與表述框架。

生龍骨「主治小兒大人驚癇癲疾狂走」，在現代教材解釋為「龍骨質重，有很好的鎮驚安神之效」，難怪有反對中醫的人說，「秤砣也很重，會有效果嗎？為什麼豬骨、牛骨不能當龍骨用？不都是『鈣』嗎？」

如果只是從古人的經驗來回答，很難令人信服，其實這些疑問，我們在讀書的時候也有。如果老師無法清晰地解答，只是照本宣科，很多同學就可能對中醫將信將疑。

這裡提到的「鬼注」、「精物老魅」、「殺精物」，都是精神和訊息層面的致病因素，當然我們可以一概否認，以「幻覺」和「古人愚昧」一帶而過。幾十年來，我們的思維習慣已經牢牢地建立在「有效成分」、「取效劑量」、「血藥濃度」、「代謝過程」這些物質層面的考量標準。

各位有興趣，可以去查相關資料，自己找答案，會發現一些規律。前面的朱砂提到「殺精魅邪惡鬼」，再有一個線索是雄黃「殺精物惡鬼邪氣百蟲毒」。

就像小孩子膽小，晚上特別害怕，她說她看到了鬼，她怕啊，爸爸、媽媽往往說不要亂講，哪有鬼呀！

咱們不要爭論有沒有，沒有調查就沒有發言權，可以試著調查一下，國內外這方面的資料不少。當你周圍有合適的案例，可以用朱砂試一試。

另外，秤砣也有效用，但和龍骨不一樣，有興趣請參看《本草綱目》「生鐵落」條目。

超出醫學範圍的「邪病」

有一個案例，以前也講過，一個浙江小女孩，九歲，常常忽然就「撲通」摔倒在地上。父母在半年裡花了幾萬塊錢帶她到處檢查，診斷好幾種，有說癲癇的、癔症的，但查不到原因，也治不了。

我把脈、看舌苔、問完病史後，就再問父母，小孩子有沒有看過恐怖片或其他特別的情況。她父母說，發病前就是跟另外兩個小女孩一起看恐怖片，那兩個小女孩沒事。這個小孩就開始白天看到鬼，晚上不能睡覺，常常突然就摔倒在地上，幾個月下來又黑又瘦。

現代醫學的治療，一般就會給她用各種精神心理類的藥物。其實現在成年人被診斷為憂鬱症和精神病的，有一部分是心理病，有的是精神病，這些屬於醫學範疇；有的其實是鬼魅精氣致病，是不同層次的原因。

另外，我又問到孩子家裡有什麼特殊的情況，他們家喜歡收集古董，這也是一個因素。不少古董都是墳墓裡的陪葬品，陰氣會重一些，古董會帶有過去的資訊。

我有個朋友也是收古董的，曾經送給我一支玉簪，我拿回去當晚發生了一些特別的現象，第二天就把它送回去了。這些東西有不少是古人的至愛，每天把玩摩挲，精神氣血都貫注其中，自然會有過去的「味道」和「氣息」。

舉這些例子，不是說所有古董都有問題，是為了幫助大家理解中藥的原理，不僅僅是物質層面的成分、化學作用，還要留意和體會「神氣」層面的力量。

一切有形的物質，也都同時是有氣息的，之前說的百衲衣，也是這個原理。過去農村身體不好的小孩子，要找一個身體好的、良善之家的人做乾爹，其實就是接通無形層面，借點正面的「神氣」，這個道理很簡單。

這有什麼迷信的呢？不然，大家祝生日快樂，健康長壽，不就都成了迷信？這些其實是無形的能量與資訊，已經貫穿在每一個人的生活和思想中了，不光是東方，西方也一樣。西方的順勢療法*1、花精療法都是同樣的原理。尤其是順勢療法，是把治療物質多次稀釋和震盪，最後口服的溶劑中甚至檢測不到該物質的有效成分。

我就跟孩子的父母老實說，這個小女孩的情況已經不是醫療範圍能處理的，我可以給你開一些藥，調理她的脾胃，保護正氣，也加了一點點朱砂拌茯苓（朱茯苓）。然後我接著問：「你們家有宗教信仰嗎？」他們說信佛。我說：「那就試試去找寺廟的出家人，請他們做法事消除違緣。」

他們正準備離開時，那個小女孩又發作了，完全沒有任何徵兆，「砰」一下，像塊木板倒在地上開始抽搐。

大概一個月之後，他們回來了，當時小女孩的情況好轉很多，他們已經做過法事。我也很清楚，這個好轉不完全是中藥的作用。雖然朱砂有作用於精神—資訊層面的力量，但是對這個孩子來說，力量還不夠。真正發揮作用的是資訊方面的措施，直接作用在相應的層面。

西方也有這樣的情況，我會建議他們去找神父。在西方也有這個傳統，有的神父是在教堂佈道，服務於大眾和社會生活的，還有的在修道院修練，叫修士。據說還有很少量的修士有這方面的能力，俗話就是「降妖伏魔」的能力。按照道家的觀點，修到這個能力的前提是「必清必靜」，這也是《黃帝內經》的說法。

---

*1

西方順勢療法是一種有效的個體化診療體系，也是從精神資訊和能量層面入手，來調整人體的「無形層面」，進而改善和治療肉體「有形層面」的病患，如同傳統中醫學以調整「神」與「氣」為中心。也就是說，我們使用的某種藥物，除了物質化的成分作用於肉體組織，更有能量和資訊層面的力量，影響著生命體的能量和精神（資訊）系統。

這也是順勢療法藥物的製備過程中比較有趣的部分。為了盡量減少藥物在物質層面的作用，更大發揮該藥物在能量和資訊層面的力量，藥物製備的基本程序是，用水反覆稀釋和強烈震盪。常見的稀釋次數為六倍、十二倍、三十倍和兩百倍，最後得到的藥劑甚至幾乎檢測不到原始物質的分子，卻獲得了該藥物的資訊與能量，或者說某種「勢能」。稀釋的倍數越大，可以發揮治療作用的勢能就越大。藥劑的稀釋次數越少（稱為低勢能），功效越小，作用持續時間越短。

但是，僅站在物質層次做研究的現代人，往往會質疑順勢療法藥物裡幾乎沒有任何可以檢測到的成分，因而懷疑它的有效性。近幾十年，西方做過大量關於順勢療法有效性的臨床研究，可為佐證。

儘管順勢療法藥物的治療機理和中醫有很大不同，但關於對順勢療法的藥物資訊有效性的理解，不妨以中醫的角度來思考，如參考《本草綱目》的「水部、土部、金石部、人部」等篇章。

學習一切學科的共通規律

現代教育體制下的青年中醫，如何學習「真正的傳統中醫學」？如何在臨床中有效地累積經驗和感受？如何有內在邏輯地表述這些經驗、感受和認知？

現代教育學和認知學認為，任何學科的學習過程，都遵循著同樣規律，其背後是個體心智發展的擴展與深入。

學習中醫也不例外。這個過程，首先是建立根植於這門學科完整的認識論。在這個階段，中醫是學習對生命與健康、疾病與身心的認知。這個部分來自經典的閱讀自學，以及通曉這門學科的具格老師的言傳身教。

其次，逐漸形成符合該學科的認知和思維模式，學習利用其特有的表述語系與特有名詞、概念，來建構認知和思維模式。這個環節來自放下已知，以及謙虛好學的心態，與新概念、新體系的反覆記憶、體會、思考，同時與其他學科的融會互通。

再次，在建立該學科特有的認知思維模式、熟悉它的表述方式和語系後，透過實踐與訓練，把該學科的認知邏輯在現實中找到對應物，這是一個知識經由實踐而內化的過程。

這個環節來自大量的實踐。中醫是一種與生命、能量、資訊打交道的學科，不僅需要學習現代醫學關於物質化身體的知識（解剖、生理、病理、細菌、微生物、寄生蟲……），真正重要的是對「神與氣」這個精微部分的感受與體驗。

只有透過必要的訓練（靜坐、站樁、太極……）提升覺受力，加上按摩、艾灸、刮痧、針刺、採藥、傳統炮製、嚐藥，才可能完成這個從第一環節到第三環節的完整內化過程，才可能真正成為一個具格的中醫醫師或中醫老師。

這樣的醫師很清楚經典所說的「正氣存內，邪不可干」到底是什麼意思，在具體的每個病人身上、能量層面的氣血變化上、精神層面的互感領域，乃至當下自己的身、心、意部分，正在同時發生什麼。

他不會忐忑這個「邪氣」到底是寄生蟲，還是細菌病毒，也不會尋思這個「正氣」到底是免疫系統還是血液成分，更不會自慚形穢地懷疑，為什麼不用「細菌感染、免疫紊亂、微循環障礙」這些「看得見，摸得著」的現代語言來表示病變原理與進程，而用「濕熱、神氣逆亂、淤血阻絡……」這些在精微層面的實況描述。

當一個中醫醫師或老師還在做概念思維、概念教學，乃至概念性臨床實踐時，他可能還沒有真正認識中醫，沒有建立起這個學科完整的認知—表述—實踐體系。

現代醫學與傳統醫學，是關於不同生命層面的兩套知識，對於物質化肉體，與能量—資訊化的無形身體的描述，自然有其不同而特有的角度、認知、概念和語系。

學科、知識、傳統在千百年中不斷發展完善，為每一代人實踐、驗證，由每一代優秀的個體、智慧的心靈傳承流轉。我們能否意識到個人生命的短促、心智的局限。常常有一些人慷慨激昂地宣稱「全盤否定中醫」，或者站到另一邊高喊「西醫無知，不如中醫」，他們就像不成熟的孩子，沒有意識自己的局限——對世界、對於自己所知所言的受限。

在人類的認知與思想領域，發生衝突的永遠是局限而偏激的個體。

如果我們多一些「生有涯而學無涯」的謙虛與謹慎，就會減少隨著偏激的個體情緒—認知—行為模式的無意識驅動，輕率地做出判斷。

文明的歷程

學中醫的方法，就是體會。

體會自己的身心，體會精氣形神各個層面的細微變化和規律，在越來越細微化的身心感受基礎之上，來體會外物、體會他人、體會外在世界與內在世界的交感互通。

只有經過這樣的訓練過程，才可能真正理解傳統中醫所用的表述語系，沉潛於其中，在自己的生活中觀察萬物的陰陽變化，體會到神氣的流動與開闔，以及病人身上的寒熱虛實和風寒燥火。

現代人學習中醫，如果能夠保持學習精神，不拒絕現代科學與哲學，比如現代醫學、物理學、心理學、科學哲學，學習其語言和表述習慣，及其所揭示的關於客觀世界的另一象限的知識和觀察，那麼就有可能進行傳統與現代的對話，更容易向現代人介紹中醫講的是什麼。

這很難嗎？並非想像的那麼難，就是跨學科。

就像一位物理學家，他可以同時成為一位藝術家，科學的理性思維帶來現代維度的部分「實相」，藝術的直觀思維，幫助他獲得自然維度的部分「實相」，兩者可以融合互補，構成相對更完整的關於存在的面貌，就像拼起一個立體畫面的不同部分與不同層面。

就本質而言，人類所見所知的「實相」，只是「識相」，是人的心靈所映射的結果。人類的觀察能力與心智的運行程式，是受到社會環境與文化的強烈影響和制約的。這個影響已經成為每個人與生俱來的背景知識，是更大的、更加無形的「限制」。

就像前面談到，一個學科，會受限於該學科所觀察的角度、維度、層次，以及用來表述該學科的語言、概念、學術體系的限制。這兩種限制造成了人類思想與認知的受限，一種無意識的受限。

第一層次代表宇宙的本源，古人稱之為「道」、「混沌」或「太始」，本來如是的存在；第二層次代表人類可以達到的最高認知水準，可以用「心靈之光」、「智慧」、「真理」來指代。

這兩個層次分別是主體與客體的最高層面，人類在此相遇，耶穌基督與老子、佛陀在此握手言歡，各民族的聖人與智者在此會心。

第三層次是不同的人類的組織結構、社會文化、價值觀、群體意識，這個部分有很多「風俗習慣」、「教理法規」、「倫理道德」……

再向下分離的第四層次，是不同的學科，不同的表述習慣、語言文字，和大量無休止的爭論與討伐。

後兩個層次，因文化、人種、地域、時代而千變萬化，也是人類社會一切爭端與衝突的源頭。

打個比方，西方的傳統故事中，人類因為誤食智慧之果，形成自我意識，而知道了「我、你、他」之別，與上帝同在的純然喜樂從此斷離，被逐出伊甸園、流落人間的故事。東方的傳統故事中，也有太始之時，太初之境，那時候時間與空間尚未分化，混沌一元而人天合一的傳說，後有好事者鑿開混沌之七竅，開通心智意志，後天意識成為主導，而天人途絕，以致天下紛紜、雜說陳然，而以智力相雄之弊。此弊流傳至今而不絕。

文明的開始，源於意識的肇萌，而文明的發達，如果只是片段化的知識和概念的氾濫與壟斷，從某種意義上講，更需要警惕。

針灸的補瀉效應

學生： 艾灸和針灸如何來完成補瀉？

李辛： 等你的感知力越來越細微後，直接能夠知道。我在大學畢業之後，每個週末就幫媽媽做艾灸，當時還幫一個老師灸。有一天晚上，印象很深，我在他後背艾灸膀胱經穴位，做到某個點，感覺穴位裡就像有噴泉一樣往上湧，像是把懸空的艾條頂起來的感覺。

這種感覺代表實，「實則開」。人體內部有多餘的能量，自然會向外擴散。「虛與實」是實實在在的，訓練之後你能感覺到，不是推理。

虛是什麼感覺？艾灸懸在穴位上有被吸進去的感覺。當時，我一下子就理解了穴位是「神氣遊行出入之所」。古人不虛言也。

虛的地方，灸到一定時候就滿了，滿了之後就沒有吸力了。後來，我發現如果自己足夠放鬆，拿著艾條的手會自己動，病人後背的氣場會在艾灸過程中變化，會把你的手（其實是艾條）引導到身體需要的地方。

這個狀態常常發生在雙方都很放鬆，艾灸師「虛己忘我」的狀態。如果艾灸師心不定，注意力不集中，或者目的性太強，雖然專注，但執著、用力，就感受不到這些了。

這個時候，還需要考慮補瀉嗎？前面說過，補瀉的功效，第一是建立在病人本身的狀態上；第二，和操作者的意向有關。但是，實際上是病人本身的狀態決定了你能夠補還是瀉，而不是操作者主觀想要怎樣。

如果病人不虛，你卻要補，就會干擾到他；反過來，病人需要補，你卻去瀉，也會干擾到他。

所以診斷與辨證的目的，是如實了知病人本來的狀態，以及當下的神氣形決定了開闔補瀉方向。醫師只是順應趨勢的精巧執行者，而不是妄作妄為的主導者。

比如灸前面腹部區域的時候，常常會有病人說：「我覺得熱量好像灌到了腰裡面，灌到了小肚子。」代表這個人本身下焦虛。

如果把人體當作一個動態的太極球，跳出皮肉筋骨和經絡穴位的習慣思維，不管從哪個位置補，能量都會自動灌注到它需要的地方，最後達到均勻。均勻之後，虛實的勢能差別逐漸消失，成為平常。平常就是無病，這就是針灸治療的真實作用。

灸腹部關元穴，敏感的人會有熱能灌到腰裡的感覺。腰裡灌滿了之後，「實則開」，會有兩種可能，一是往下肢足部走，經過關節，最後通到腳上。在這個過程當中，你會感覺到原來集聚在下肢、腰部的風寒濕火會從手腳的縫縫裡流出來，就像小冷暖氣機在往外吹一樣。同時，患者的局部肌肉還會有輕微的抽動和調整，操作者常常會感覺到寒濕或鬱熱從病人的艾灸處，甚至整個下肢、軀幹部散出。

這個過程當中，患者的肚子裡有時候會「咕嚕咕嚕」響，肌肉會跳動，還會出現排氣、打嗝。

灸到這個狀態，代表人體氣血得到補充，原本遲滯的氣機開始重新運轉，阻塞的經絡重新接通，內外的開闔交流恢復了。醫師所要做的不再是補虛瀉實，而是保持這個穩態，幫助機體在這個狀態下維持得久一些。「經氣已至，慎守勿失」，人體會自己完成一切調整。

第二種可能，腹腔、後腰裡面的熱能充足了以後，中焦、下焦氣已經能通到腳上，然後就會往上向表面走。這個階段，肚子裡像開了鍋一樣，會放屁，大便增多、打嗝，這表示中焦的鬱積開始外排。

有時還會出汗，甚至出一些很髒、很黏的汗，或者會有皮膚過敏，長一些疙瘩或輕微的瘡瘍出來，這是艾灸增加了人體的能量。氣進去了，該通的通，該排的排，它在鼓蕩、在遊行，這就是正氣的作用。

針也是這樣，學針灸，可以常常空出一個小時，待在房間裡給自己扎一針。扎上之後，靜心體會一下是什麼感覺？以前說的像扔一塊石頭在池塘裡，一層層的漣漪播散出去，自己身體哪裡堵塞、哪裡通利，就慢慢知道了。

神交與氣交

品嚐草藥的學習，要求高一些的話，最好有站樁打坐的基礎，你的覺受已經比較靈敏了，然後再嚐藥。嚐藥的過程，先是看，可以細細端詳，也可以只是看一眼。即使只看一眼，心裡就會有感覺。

運用五官的時候，不需要太用力，重要的是留意外物通過五官進入身心的當下，內心的直觀感受與意向。古人說的「觀」是這個意思。重要的不是外形、味道、聲音、觸感，而是內心的映象。理解了這一節，就會更明白中醫的「望、聞、問、切」。

望、聞、問、切會在內心產生直觀的映象，思想也是如此。這就是古人說的「意根銳利」。比如，「地道藥材」的「地道」這兩個字，傳遞的氣息就是很厚重、很實在、很穩定。

看，想，就會有知覺感受。你們看這朵蘭花，它的氣，是不是清雅淡然的感覺？聞一聞，有微微的香氣，在身心上又是一層實在的知覺感受，你的身、心，甚至思想都會有變化；然後再嚐一點，又是一層更實在的知覺感受。

現在講的是傳統文化裡很重要的東西。看，是得其「神」；聞，是得其「氣」；嚐，是得其「味」。前兩個部分偏於無形的層面，發揮無形的作用；後面就是物質層面，發揮有形的作用。

中醫前輩告訴我們，學習用藥有個不傳之祕，叫做「劑量」。劑量的大小，決定了所用藥物，是用其偏於神氣層面還是有形肉體層面的作用，也決定了進入人體後，是偏於「氣分」還是「血分」。這裡的「氣」與「血」是指人體無形的能量層面與肉體器官等有形組織層面。

李辛：比如同一個方子，你們想像一下，對於感冒和腸炎這兩種病，相對來說哪個方子的藥的味道應該重一點？

聽眾：腸炎。

李辛：對。如果是嚴重的便祕，肚子裡有很多髒東西，藥的味道是不是應該也重一點？因為這個病位與病性更偏重於物質化。再比如，我們喝茶，是取其氣還是取其味？

聽眾：氣。

李辛：紅燒肉呢？

聽眾：味。

李辛：羊蠍子呢？

聽眾：味。

李辛：是的。什麼叫泡茶泡老了？未得其氣、未得其神，取到其重濁的味了。

所以中藥煎煮的時間都按規定二十分鐘，合適嗎？先決定需要取其氣還是取其味？取其氣，就不能久煎，開鍋幾分鐘就可以。比如薄荷、砂仁、蘇葉都會寫上「後下」兩個字。滋補藥，尤其是補腎、補下焦的藥，藥材本來就厚重色深，一般劑量也會比上焦用藥量重一些，煎煮時間要求比較長就是這個道理。

所以君子之交淡如水，為什麼呢？淡了，才清而不濁。神氣交流，心領神會乃人生一大快事，其實兩目一對，或者靜心想一下，就互相明瞭了。

還需要去吃一頓飯嗎？你敬我一杯，我敬你一杯。這是酒肉之交，落於肉慾俗情了。但這也是必要的，君子也是人，要吃飯的。只是在神—氣—形—物上，每個人各有其側重而已。

有段時間，我每天看南懷瑾老師的書，南老師講得很讓人神往，其中有段話不知道大家有沒有讀過？

他在《現代學佛者修證對話》裡說：

> 欲界天人有男女差別，有笑、視、交、抱、觸，你看我，我看你，彼此笑笑，相愛、擁抱、觸摸，有性關係。不過層次越高，性關係的形式也越不同。焰摩天的天人是「執手為樂」，手一握住就達到喜樂的最高境界了。再高一點的天人，連手、身體都不用接，笑一笑就達到那個最高境界了。再高一點到化樂天和他化自在天，甚至連看都不需要看了，意識一溝通就可以了。

所以說天人境界比我們高，不像我們，要身心合一才能達到很短暫的一點點喜樂。我們人類的性交需要借助形的合一，比我們高一點的天人境界是精交，再高一點的是氣交和神交。電影《月光寶盒》裡，白晶晶的姐姐和豬八戒，眼神對上就懷胎了。雖然是個故事，但有非常深刻的內容，非常之綺麗宏大、細緻入微。沒看過的可以去找來看看。

所以古人有「神交已久」的說法，《黃帝內經》裡有〈氣交變大論〉，講的是天地之間氣運變化與人類疾病發生規律的關係。

茶與藥，物與人

關於藥物的氣味厚薄。比如小孩子的病，如果是輕淺的皮毛之疾，病在皮膚、毛髮、表面、上焦，像感冒這樣的，藥量和氣味應該輕還是重？是輕。

有時候我經過樓梯間，聞到煎藥的味道好重，到了病人家裡問：「有什麼問題啊？」他們說是六歲的孩子感冒了。我都不需要看方子，就知道病輕藥重了。小孩子普通的感冒是一個很輕的病，用點氣開一下就行了。用很重的藥，就濁了，就是「藥勢太過」。

大家都喝過茶，不管什麼品種的好茶，泡多泡久了都苦澀。而且喝下去就一個感覺：往下走。胃氣弱的人馬上會覺得不舒服。為什麼？本來喝的是清輕的氣，泡久了取其味；這一重濁，沒有了氣化作用，也就沒有通利毛竅、清利頭目、開通肺胃的作用了。

像龍井，喝下去有那種氣血輕輕散開的感覺，然後再柔柔地順下去；有的碧螺春還要再細膩一點；而大紅袍就有點像茶裡的將軍了，氣味相對雄壯，能夠通經絡，也能走到血分，味道也重些，所以還能消食。

千變萬化的，就是「氣、味」這個東西。

普洱茶呢？好的普洱生茶對肝病很好，有清輕流通之氣，屬於春天的生發之氣。普洱熟茶既有開又有闔，能夠帶動氣機微微地在那裡運轉，還有微微收的力量，顯然，普洱熟茶作用的層面比起龍井、大紅袍、普洱生茶，更深入一些。還是氣味的原因。

尤其是儲存得當的陳年普洱熟茶，茶葉的質感已經像放久的老葉子，茶湯清透，能夠進入身體的細微層面，這就有化瘀行滯的效用，還能幫助氣機收闔。這個感覺，就像是厚道的老人家，不慌不忙、不溫不火、世事洞明、言行舒緩。很多有修養的老人，都有這樣的神氣，讓人放鬆。因為這是一種沉澱、接納且流通不滯的氣息。

學藥，必須看《神農本草經》。這本書的分類思路，跟現在的教材不一樣，分成上中下三品。歸納起來，上品藥中不少是作用於精神層次的，或者說靈性層次的，這是第一；第二，能補益精氣；第三，能穩定我們的精氣神形的格局，幫助我們調整到比較容易跟外界接通的狀態。

對我們來說，一部電腦如果不能上網，其實沒有多大用處。按照古代的觀點，我們的身體，尤其是氣機、神機，時時刻刻在和外界交流互通。有很多東西是可以幫助我們提高接通能力的，比如現代人會戴不同的首飾，一直在用，但沒有意識到它在這個部分的作用。

比如你們戴的水晶，天然的水晶，能夠把你的資訊能量場與這個世界的無形部分接通力加強。不同的水晶有不同的作用，對於那些比較敏感，精神、睡眠又不太穩定的同學，選水晶，不只是顏色喜歡就可以隨便戴，這種時候，玉可能更合適。玉也是《神農本草經》的上品藥。

還有比如前面提到的「生龍骨」、「生磁石」。但磁石也不是每個人都適合的，因人而異。再比如說，我們戴的金首飾和銀首飾，有「鎮」和解毒的作用。過去有的人家門口會放一個「泰山石敢當」，現在銀行前面會放石獅子，都是取「鎮」的力量。同仁堂的「安宮牛黃丸」和「牛黃清心丸」裡面都會用上黃金；做的金衣，起鎮心、安神的作用，寺廟一進門，會看到四大金剛，都屬於這類力量。

如果現在還不能實實在在地感受到前面的例子，至少可以換個角度來看平時生活中的內容。它們都是節點，如同山河大地、日月星辰、巨石古樹、教堂遺址……每個節點，都連接著這個世界和浩瀚虛空裡與之對應的統一序列的資訊。

人類從不孤單，也不孤立，只有緊緊自閉在小我意識之中的人才孤立。

我們戴的珍珠，是一種非常柔和、寬容、柔軟的母性力量；還有鑽石，它是一種非常深刻的但比較銳利的力量。

人清濁兼有，有偏性，所以會生病。《神農本草經》裡說，上品藥應天，中品藥應人，下品藥應地。上品藥在神和精的層次。天，意味著清明之象。中品藥一般有小小的偏性，所以可以補虛瀉實，清熱驅寒，把人帶回到相對正常的狀態，但主要是在氣的層次。下品藥應地，「地」是重濁的，是生化萬物之地，是萬物所歸之處，或是藏汙納垢之所，是偏重於有形的。

所以下品藥治的是以有形層次為主。這是藥物的三個層次。

上品、中品、下品的分類，也常常出現在傳統文化的其他類別中，比如音樂、書畫、詩詞，乃至相面術，都是以「清」為貴，得「神」為上，氣和氣緩為上。

在脈學中，得神也是健康的要點。如何叫做「得神」呢？脈來從容和緩，不急不遲，節律分明。在望診裡，也有「得神者昌，失神者亡」的原則。

以前遇到一位寫書法的老先生，他告訴我，神完氣足是好書法的一個標準。中國人所說的「品」，是這個部分。

古人說的「君子固窮」，不僅能夠「安貧」。你在貧的時候也能保持這個東西，在富貴當中也能保持這個東西，這就離「樂道」不遠了。

法天則地，寶命全形

現在來講一些《黃帝內經》裡面的原文，以印證我講的內容不是自己發明的，而是來自經典文獻，是幾千年無數醫師和智者實踐過的。到了今天，現代人能不能有機會與古代的智者同遊共感呢？

如果閱讀可以擴展我們的意識，與生命的維度、深度和廣度，何樂而不為？

《黃帝內經》分成兩個部分：《素問》與《靈樞》。書名的解釋有很多，「素」有純粹、直白、本來的意思。「素問」這兩個字，可以理解為關於生命本源的純粹問與答。「樞」有樞紐、轉折、關鍵的意思，「靈樞」可以理解為關於心靈與精神世界的要義。

在《素問》第十四篇〈湯液醪醴論〉裡有一段話很有意思。湯液和醪醴，是用稻米五穀製成，是兩種劑型。清稀液薄的叫湯液，稠濁甘甜的叫醪醴。「醪」就是「醪糟」的「醪」，「醴」是美酒的意思，特別甘甜的泉水也叫作「醴」，美酒與甘泉自古到今都是良藥。

「帝曰：形弊血盡而功不立者何？」他問，當一個人形體破敗了，氣血也耗乾了，治療就很難見效，這是為什麼啊？

「岐伯曰：神不使也。」病人的神氣沒有發揮應有的作用，醫師也沒有辦法調動了。

黃帝接著問，什麼是神不使呢？岐伯回答：「針石，道也。精神不進，志意不治，故病不可愈。今精壞神去，榮衛不可復收。何者？嗜欲無窮，而憂患不止，精氣馳壞，榮泣衛除，故神去之而病不愈也。」

這段話大家慢慢玩味，為什麼現在病越來越多，越來越不好治，可以從這裡找原因。

還有一段，《素問》第二十五篇〈寶命全形論〉，這都是我在大學時反覆看、反覆背的，覺得美得不得了。寶命全形，把命當作珍寶，保全形體的健康，和前面的「神完氣足」可以配成一對。

這裡是關於針灸的五個基本原則。

「故針有懸布天下者五，一曰治神，二曰知養身，三曰知毒藥為真。」治神，神的靜定專一是非常重要的；要知道養身的方法；要熟悉藥物的四氣五味等作用。

「四曰制砭石小大。」砭石就是古代用來調理氣血、揉按穴位、放血用的石製器材，現代用的刮痧板，就是這一類的，但材料使用得更廣泛。

「五曰知府藏血氣之診。」這是臟腑氣血的診斷。

這又是關於醫師的「內在訓練」。醫師的身心是精密的調節治療媒介，其訓練與調試是成為「上工」、「中工」的基礎，是「本、體」；治療用的藥物、器材與診斷，是「用」。

每個時代的人都認為自己生活的時代是末世、末法時代，幾千年前寫《黃帝內經》的人，如果到了現代，不知有何感想。《素問》第一篇〈上古天真論〉以上古之世對生命的態度，描述了當時的人「以妄為常，以酒為漿」。

下面一段就很有意思了，還是〈寶命全形論〉這一章，說：「今末世之刺也，虛者實之，滿者泄之，此皆眾工所共知也。」末世的刺法是虛者實之，滿者泄之，這是所有醫師都知道的。但他提出了更高境界的針灸，「若夫法天則地，隨應而動，和之者若響，隨之者若影，道無鬼神，獨來獨往。」

這像不像金庸小說裡的頂級高手？臨敵的時候，渾然忘我，但對方的一舉一動，他能夠如影隨形，隨應而動。針艾、按摩，當治療者渾然忘我的時候，就能體會到這麼一個東西。在《太極拳全書》裡有類似的文字，過去的武林前輩也有這樣的描述：「出手打人不是自己要動手，是把對方的動靜形勢給勾出來的。」

所以，學中醫和學傳統中國武術，有一個共通的好處，能讓你實地觸摸到中華文化裡一些看起來很玄、很虛的東西。這些是無法用文字和思維領會的，如法練習，就有機會觸摸到。等觸摸到了，你會真真切切地感受到這個文化傳統的文明程度、成熟程度，對生命的了知程度，真是太深刻了。所以我常說，不是因為我們是中國人，又有五千年歷史，就必須要弘揚傳統文化，如果是被迫弘揚，那太累了。是因為這個東西真的好，但究竟好在哪裡，得自己來嚐。

大學的時候，我的一個好朋友是練武術的，一個很有神氣的人。我們見最後一面的時候，是在北京中醫藥大學的操場上，冬天，下了厚厚的雪。他是練意拳的，王薌齋先生的意拳，也會打八卦掌。他跟我講意拳前輩「一羽不能加，蠅蟲不能落」的感覺，這就是以我知彼。然後他就在雪地上打八卦掌給我看，好美。

無以形先，可玩往來

我們接著講〈寶命全形論〉，岐伯講了針灸裡「法天則地，隨應而動」的高境界後，君臣間的針灸問道又繼續了。

帝曰：願聞其道。

岐伯曰：凡刺之真，必先治神，五藏已定，九候已備，後乃存針，眾脈不見，眾凶弗聞，外內相得，無以形先，可玩往來，乃施於人。

這段話，我在前面針灸部分解釋過，還是在講「治神」，後面的「眾脈不見，眾凶弗聞，外內相得，無以形先，可玩往來，乃施於人」，講到了針刺之際，忘掉脈象、症狀，與患者內外合一，不被形象變化所牽引，玩味神氣的往來。

人有虛實，五虛勿近，五實勿遠，至其當發，間不容瞚。手動若務，針耀而匀，靜意視義，觀適之變，是謂冥冥，莫知其形，見其烏烏，見其稷稷，從見其飛，不知其誰，伏如橫弩，起如發機。

這兩段話，很像武林祕笈，「至其當發，間不容瞬」，這是一種什麼樣的狀態？顯然不是按照常規的治療方案，像插秧一樣，一根接一根地把針插進去，而是像兩位武林高手的對決。是神氣互感狀態下的直覺反應，不容一絲半分的思索和雜念。只有在神靜定的狀態，才可能觀察到當下的變化，這些變化無法用語言來傳遞，因為是身心與神氣的精微感受，只能用「冥冥」、「烏烏」、「稷稷」來意會。因為它無形無象，「莫知其形，不知其誰」。這些變化的背後，是「勢」的消長。「伏如橫弩」講的是其勢盛強，猶如張開的弓弩；「起如發機」描繪的是其勢爆發外泄的那一刻。

帝曰：何如而虛？何如而實？

岐伯曰：刺虛者須其實，刺實者須其虛，經氣已至，慎守勿失，深淺在志，遠近若一，如臨深淵，手如握虎，神無營於眾物。

「如臨深淵，手如握虎，神無營於眾物」，是高度專注而敏銳的精神狀態，才可能知道「經氣已至」，也才可能「慎守勿失」。這是上工的狀態。

「深淺在志，遠近若一」，在《靈樞・九針十二原》裡面有類似的一句話，叫作「迎之隨之，以意和之」。在這個層次的醫師，補瀉是心念的作用。

這個好理解，針只是傳遞和接通神氣的工具，比如一個桃子，就像坊間俗話：「我要噁心你一下，就給你個桃子；我要讓你高興一下，也給你個桃子。」完全在於心意。

岐伯說：「針石，道也，精神不進，志意不治，故病不可愈」說的是病人，如果他的神已經散了，志意也沒辦法調整安定，即使用對了方法，還是好不了。對醫師來說也是這樣，如果醫師自己的精神狀態是散漫的，甚至意識不到自己腦袋裡有很多雜念，精神是渾濁的，那怎麼用針？

一個醫師，可以拿到醫師證，甚至做到教授，但如果他「精神不進，志意不治」，可能就辜負了自己，也對不起病人。

哪怕你是個磨豆腐的，或者掃地的，做什麼沒有關係。不管做什麼，訓練「聚精會神」，也許能由此入道。即使入不了道，或許能成為某一行的高手。

「精思入微」和「胡思亂想」

聽眾：我打坐的時候，感覺到身體裡面的氣慢慢在通，但下一次又是這樣的過程。我想問氣的常態是堵還是通？為什麼會堵？怎樣才能始終保持通暢的狀態？還有，別人跟我說練功練氣有養氣和耗氣之分，怎麼才能養氣？

李辛：我們先說一些大原則。你可以站起來給大家看一下你的狀態嗎？大家覺得她是相對充盈的還是有點扁的？

聽眾們：扁的。

李辛：她臉色也不是很亮，稍微偏黃一點，是吧？

好，請坐。打坐是闔的狀態。睡覺啊，跟貓貓狗狗一起玩，養花養草，這些不用動心機的事情，就是闔；動腦筋、動心就是開。我現在就在開，你們也在開。

闔，就是把神氣收回來。氣回來了，氣球才會慢慢充盈起來，原來扁掉的地方，堵的地方就會慢慢打通。你比較敏感，能感覺到。但每次充氣都沒條件充滿，而且之後又消耗掉了，於是又堵上了，所以每次都有這個感覺。這是正常現象，充滿就是聖人了，現代人被生活和壓力耗得厲害，都充不滿。

充滿了就是「神完氣足」。道家認為「神滿不思睡，氣滿不思食，精滿不思淫」。臨床上確實觀察到那些性慾過於亢盛的，常常反而是比較虛的人。

當神氣比較弱的時候，我們是在一個比較低版本的狀態生活，幸福感和滿足度是不夠的，而且不太容易獲得高層次的滿足感，常常會處在隱形饑渴狀態，覺得「缺」很多東西，然後更加向外抓。這是一個惡性循環。

在缺的狀態下，能夠讓我們獲得滿足感的物質上的東西就那麼幾樣，這也是現代人有各式各樣成癮怪習的原因，包括買東西、買房子、賺錢、打遊戲、吸毒、濫交，甚至包括不停學習，到處去找老師，等等。

在一個慢慢地蓄的狀態下，要怎麼蓄的時間多一點、開的時間少一點？

對身體差的人，我有個建議，不要學得太多太雜。現在不少人身心疲憊，但學習熱情很高，什麼中醫、國學、身心靈樣樣都不放過。要知道，搞腦子的事情，都是不同程度的耗。

不論善意還是惡意，都是意，起心動念都是意，意最好不要動得太多。當你身體弱的時候，神氣是不容易收住的，精、氣、神都易動，容易被外物、他人引動。這個時候，你會覺得這個也好，那個也要。在情感上也是這樣，精、氣、神不足的人，很容易掉入情網，容易被感動。

最近幾年的環境，常常會使人進入「怦然心動」、「熱淚盈眶」、「心潮澎湃」、「多情善感」

這種情感波動的狀態。而「神完氣足」狀態下的情感充沛，是飽滿而穩定的，與敏感動盪不是同一回事，就像「精思入微」和「胡思亂想」相距甚遠。

經常處在「怦然心動」和「多情善感」中，就像小貓貓咬自己尾巴的遊戲。但你如果意識不到，就會特別喜歡聽這一類的歌，這是自我認同、自我暗示的強化；喜歡反覆看這一類的詩，再認同，再強化，這就是自我催眠了。因為整個社會心理往某個方向催眠的力量很大，而這個過程就是耗，就是開而不闔，是散亂。

關於「養氣和耗氣」如何分別，前面講過「有為、無為」，已經回答了。

聽眾：老師，身體為什麼會堵？

李辛：「闔」不夠，氣不夠。一直有足夠水流的河道是不容易被堵住的。

我們普通人因為輸出大於輸入，神氣基本上都是扁平不充盈的。真正的補是減少耗；還有，住到環境好的山區、海邊、湖邊，周圍人不多，也沒有過度開發，那些地方的自然能量是非常大的。在深山或自然力量占主導的地方靜心住一段時間，會有不同的感受。

辛莊的地氣比北京城區足。大家有沒有這種感覺？我住在辛莊感覺很好，頭天晚上住在上海浦東開發區的一家旅館裡，睡得不安、身體燥熱。在這裡，睡到半夜，覺得身體慢慢在鬆開，有清清涼涼的氣灌到身體裡去，表示這裡地氣很厚，這個就是補。

聽眾：李老師，您好，今年上半年我跟師父練站樁。站了四、五天，覺得不舒服，師父說因為我小周天沒有通，氣過不去，不舒服可以先停練。但他認為這個需要堅持一段時間才能過去，說要難受兩年左右，練過去可能就好了。現在我拿不定主意到底是不是練下去。

李辛：如果用腦太多，或者常常生氣，多思疑惑，會容易堵住。比如過去有一些情感等不愉快的東西，過了很多年還在那裡，精神的淤滯導致能量卡住了。

站樁也好，打坐也好，是透過閫慢慢地積蓄能量，蓄到一定時候，就能把身心內的淤滯通開。所以，當人的正氣累積到一定程度，有一部分人的症狀會改善，還有一部分人可能會有生理、心理上的排病反應，比如拉肚子、發燒、出汗、皮膚發東西，或者煩躁、易感。

如果你的師父已經告訴你了，你可以按照他說的試一下，我原來也有過這個經驗。前面講的「精神不進，志意不治」，也是修道的常見問題。你的猶豫、瞻前顧後，都是這個問題。

所以你師父沒有建議你一定要去練，是有道理的。因為你有糾結和懷疑的習慣，等你練到一定時候，在某個階段，身心、神氣和心念的互相作用，會使得問題顯現得很強烈。如果平時我們對一件事情太害怕、太緊張或太猶豫，對身心的影響是非常大的。

所以，從中醫養生，從道家、佛家來說，修心都是第一位的，因為那個時候你的身體像電子天平一樣敏感，一個想法湧動就會有很大的變化。

南懷瑾老師的書裡常常提到，打坐坐到比較細微的時候，你的一個念頭，身體都會有變化，都會有感覺，那個時候自然就不敢亂動念了。亂想亂看就會不舒服，所以有「非禮勿視，非禮勿聽」，孔孟之道講求的也是這個東西，不只是簡單的倫理道德。

我們有粗大的物質身體，也有相對細微的能量體，還有更細微的精神體。而這個三體其實跟這個虛空一直在交換，不管你信或者不信，感覺到或感覺不到，它都在那裡。

用心的習慣

所有的草藥，是借用其「神、氣、形」來調整人的「神、氣、形」的有餘或者不足。「神」的變化是隨時隨地的，氣的運行管道和狀態與神相關，形的變化相對滯後一些。我們的細微感受隨時在與很多的力量合化，凡是眼、耳、鼻、舌、身、意感受到的都在變化，都是現象。你去抓某個現象，就會「不知其要，流散無窮」。

這些年，有關中醫的資訊很多，各種課程，還有書、網路，也許你有經濟條件，也有時間學習。但是，如果沒有在生活中應用，在自己的身心上體會和改變，學很多知識可能沒有什麼意義，只是聊天時多一些材料罷了。**會用才是最重要的，才有機會把碎片知識進行內化和整合。**

比如有沒有晚上按時睡覺，早上起來去走一走？不停看手機的時候，心裡有沒有警醒，意識到自己在看沒有意義的東西？意識到自己的神氣有點散？如果能做到這些日常的覺察，你就是在用學到的知識了。

比如剛才打坐的時候，就是很好的練習機會。你有沒有注意到，每個人進來的時候，帶來的感受是不一樣的。有的是急急忙忙的，有的是慌慌張張的，有的是急急躁躁的，有的很生猛，有的輕手輕腳、自知自控，有的帶來細微清涼的平靜感受……

同時，有沒有感覺到這些不同的人和不同的氣息帶來我們內在的身心變化，比如內心的起伏、念頭的升起、身體的感覺，自己多少能知道一點，對不對？留意這些外在與內在互感和合的變化。

學習「神氣」、「陰陽」、「動靜」、「緩急」……就是從這些地方開始起步。

站樁、打坐，我們稱之為「集中訓練」，平常的生活也是訓練。比如吃東西時，如果特別愛吃某樣東西，能不能體會一下，吃進去以後一個小時、兩個小時、一天、兩天，你的舌苔、想法、身體上有沒有什麼細微的變化？有沒有可能在日常生活裡建立這樣的習慣？

還有，有沒有可能讓自己有多一些的時間來專門做這件「觀察和體會」的學習，而不是一直無意識地被自己的情緒和思想帶動著，去忙那些忙不完的事情。

學習中醫，意味著擴大感知的範圍，擴大精神的維度，意味著從習慣性的個人小世界裡抬起頭，睜開眼來看看天地、自然、山水、草木、星月，來想想古代的賢人、智者。這一切，他們會怎麼看？

前幾年，我們幫張至順老道長編校書籍，其中一部是《米晶子濟世良方》，是老道長幾十年來治病救人的效方紀錄。裡面很多方子有的來自鄉村草醫、江湖郎中、道家醫者，也有的出自《本草綱目》、《備急千金要方》，還有《醫林改錯》。

現在校對這些方子很容易，直接在網上把方子敲進去，你需要的資料線索就出來了，再根據這些線索，去找書本上的原文對照校對。

當時一邊校對，一邊感嘆。老道長當年四方求道、居所不定，一路上就用一張張不同的紙，找枝筆就趕緊記下來，中間還丟了好幾次，被人偷走，還好有弟子謄抄，小心地保留下來。裡面的方子他大都用過，最後出一本書，為的是方便大家。

我們如果不知道其中的過程，會覺得這些方子也沒什麼，翻一翻就放在一邊，因為我們現在「得到」太容易了。

我是一九八八年學中醫的，那時候沒有電腦，找本書或某段資料要先查書號、翻卡片、填寫借書條，然後等著館員把書從庫裡找出來，再一頁頁地翻找。有時候一本書只能借一個晚上，趕緊看、趕緊抄。大學最後一年，得到一本周楣聲老師的《灸繩》，講艾灸的，上下冊，影印本。我跟打八卦掌的好朋友分著看，他上冊，我下冊，只有一個晚上的時間可以看，你想這機會多寶貴！趕緊看，心動的地方趕緊抄下來。如果你有這麼一個經歷，很多年之後都不會忘，裡面的東西你一直會用。

《黃帝內經》裡那麼多關於「道」和「神」的文字，講的是什麼？就是用心的能力，用心的習慣。你還有沒有心可以用？要是「迷失本心」了，上這麼多課有什麼用呢？只是生活的調味料之一而已。

本草的作用層次和布散方向

關於本草的學習，除了已經學過的功效和主治，更重要的是作用層次和布散方向。在古代的醫書裡，通常是用「升降浮沉」和「在氣在血」等文字來表述的。決定其「升降浮沉」和「在氣在血」的，是藥物的四氣（寒、熱、溫、涼）、五味（酸、苦、甘、辛、鹹）。

我們可以這樣來理解，湯藥進入人體，都是在中焦開始作用的。「飲入於胃，遊溢精氣」，藥物所具有的氣味和資訊，由此開始在人體的氣機運轉中發揮作用。

每個藥會因為氣味的不同，升降浮沉的方向差異，從某一個特定的層次開始啟動。像前面說的碧螺春茶、咖啡和白酒，作用的層次是不一樣的，分別是上焦氣分、中焦氣分（略入血分）和中下焦氣分與血分。這是理解草藥的一個重點，不同草藥合在一起，變成了一個方劑，雖然複雜一些，但還是這個道理。

除了作用的層次，還需要知道布散的方向。舉個例子，薄荷的作用層次偏重於上焦，布散的方向是從上焦再往外周一點；至於肉桂，在進入中焦以後，還能夠向血分和下焦布散。所以，前者的作用是向上、向外，而且表淺，而肉桂向內、向下，更深入。

再比如，杏仁的作用層次偏重於中焦和上焦，布散方向首先是向表面擴散，這就是宣肺的力量，其次是向下開泄的力量，表現為幫助上焦氣往下降，幫助大腸運動、通便的效能；而川貝的作用在中焦，偏重於往下降，所以杏仁和川貝都有止咳化痰的功效，但作用的層次有淺深之別，布散方向和升降不同。

杏仁偏溫一點，川貝偏涼一點。杏仁苦辛溫，川貝苦甘微涼。《黃帝內經》裡有很多關於氣味厚薄的文字，大家可以找來看。「辛甘發散為陽，酸苦湧泄為陰」，所以總體而言，性味偏陽的，就偏升浮開散，氣味偏陰的，多是沉降或闔收的。

知道這些的好處是，即使你不知道某個藥物的品名、用法、功效，只要嚐一下氣味，摸一摸質地，感受一下它的厚薄輕重，那麼這味藥的升降補瀉、寒溫開闔的大方向就知道了。

關於人體的層次，是可以無限分的，但因為大家是初學者，用三焦來講，分為上中下三層，比較能夠分清大方向。而且從這個角度切入，更多的是用到感受，不需要太多的記憶。上中下三焦如果細分的話，都有氣分、血分。

比如所有的茶葉，都是輕輕地開。綠茶相當於茶葉裡的陽中之陽，所以作用在上焦的氣分。相對而言，紅茶就是陽中之陰，尤其紅茶泡得濃一點，味道就重了，偏陰了，就會作用在中焦的氣分，甚至血分。

那醋呢？味道就更偏陰偏重一點，就是中焦的血分。黃酒呢？中焦，因為味道比較重，氣血兩層都有作用，相對於白酒而言，更偏重一點血分。白酒呢？入三焦，能通達到下焦，但是偏重於氣分。

這些分類的方法，不同的辨證方法，是歷代中醫的學習和表述工具。最常見的八綱辨證：陰陽、表裡、寒熱、虛實。比如說到表裡的時候，可以說外為表，內為裡，也可以說上焦為表，下焦為裡，或者中焦為表，下焦為裡，一切都是相對的。

關於氣分與血分，古代經典裡常講，某個病在氣在血，或者某藥是走氣分還是血分。什麼意思呢？舉個例子，比如女孩子痛經，一種是單純的痛經，還有一種是有瘀血，顏色黑，臉也暗黑，這種體質甚至會長瘤子。這兩種痛經，在西醫來看是同一種痛經，但在中醫來看，一個在氣，一個在血。

在血，意味著病勢深入到有形的層面，所以在用藥上需要有相對應的性味。比如以「苦」味為主，再佐以「辛甘」。在氣，意味著病勢輕淺，類似於現代醫學所說的「功能紊亂」，未到組織器質層面。在氣分層面的痛經，用藥需要以「辛」為主，這就把辨證與用藥的層次統一了。

再有，發燒一種是單純的寒熱往來、怕冷、出汗或少汗；第二種會伴有口腔潰瘍、喉嚨腫痛或者大便祕結，甚至有西醫的指標炎症，這些代表是在有形的部分出問題了，這個就是在血。前者氣分的熱，用石膏、蘆根、白茅根就可以了；後者血分的熱，就需要用到黃連、黃芩、黃柏、大黃這些「苦寒」的藥了。

這些大方向意義重大，是臨床處方用藥清晰的原則，也是古代經典裡非常重要的原則。在氣分，用藥、藥量、味道要清輕；在血分，可以稍微重一些。在表，可以用微苦、微辛、淡味；在裡就要用酸、苦、鹹。偏虛的，需要「甘藥」補益；偏實的，需要流通，比如苦辛為開。

除了藥性，用藥的劑量，形成的濃度，決定了這個藥是往裡邊走，還是往外走。這又回到了「升降浮沉」、「虛實開闔」、「陰陽表裡」。

這些原則再統合一下，就是「陰陽」兩個字。

自適之道

當我們急急忙忙問出一個問題的時候，有沒有想過，如果稍微定定神，等一等，想一想，先不急著問和表達，有時候答案是會自己出來的。

如果常常在慌慌張張，急切地想要表達、想要找答案的狀態，就不容易形成深入思考的習慣，也不太能夠問出深入一點的問題。

中醫脈法有個很重要的一點，不管脈怎麼變化，如果它是「從容和緩」的，此謂「脈有神氣」，就不會有大問題。

中醫講望聞問切，望診是非常重要的，為了學習望診，我還學過相學。相學裡面有看骨、看肉、看色，乃至看行住坐臥的姿態，其中最重要的是神氣。「收藏、安靜、清潤、慈秀」都是好氣象。

傳統相學裡，還有一個有趣的地方，就是「以清為貴」。骨骼清利，面容清秀，神色清逸，都是好氣象。古人認為，讀書人、官員、修道人，或者藝術家，如果有「清正之氣」、「清逸之相」，就是很高的讚譽了。

思想多了，神會濁，雜事太多，繁亂理不清，也會濁。濁，就是精神、思想不清淨，直接影響到身體氣機的運行，容易堆積壅滯，產生濕濁痰飲，也容易迷心竅。

北京城的地名很有意思，昌平、大興、順義、懷柔、德勝門、崇文門、宣武門、正陽門⋯⋯這裡有文化和國家價值觀的體現。

懷柔是什麼意思？這是一個國家的治國方略，對於邊遠地區的不同意見、不同文化的態度。懷柔的反義是「威壓」。古代經典裡常常有「奉天承運」、「懷柔四海」的文字，依從天道，以德服人。

在漢、唐、宋、明、清的承平時代，有很多外國民族願意來中國生活、遊歷，就像我們現在希望去西方學習體驗一樣。過去那些遠方的民族，為什麼願意到長安城來，難道只是因為這邊吃的多一點，味道豐富些，然後國內生產總值發展得好，還有很多好看的旅遊點嗎？

常有文章說，中國要發揮軟實力，要向世界推廣我們的傳統文化。文化的傳播，是需要實實在在的活出來的人，和真實美好的生活狀態來做為載體的，沒有這兩樣為基礎，文化只是一套說辭。因為，所謂的文化、哲學、意識形態都是現代人的概念和體系性的知識。

那些外國人來到中國，如果看到老百姓活得開心、放鬆，如果感受到這裡的人友好、善良、寬舒、自然⋯⋯不妨住一段時間吧。也許是這種感覺，這才是文化背後吸引人的真實力量。

說到中華文化的海外推廣，也許不一定要那麼高調，「我泱泱大國，浩瀚文明，千年歷史，孔孟之道⋯⋯」這樣雄赳赳、氣昂昂的方式。

現在我們的國民，常常有機會出遊在外，如果能健康、坦然、真實、有活力、挺開心，這本身就是傳播了中國的面貌與精神。別人會想，哎，這些中國人挺有意思的，有機會可以親近一下。這個時候，無意中就已經幫著傳播中華文化了，這個是最實在的。**神氣的清與正、舒緩與健康，是非常有感染力的。**

為什麼講這些呢？《黃帝內經》也好，傳統文化也好，目的是為了讓人能夠有「自適之道」。自適，是生命的基本標準。莊子是什麼狀態？自在逍遙，自得其樂。儒家的「自處」、「自立」、「自知」，三十而立，四十不惑，講的就是這個。

現在不少家庭裝修得很好，廚房乾淨漂亮，但從來不做飯，全家都在外面吃，長期下來，家庭生活本來的味道就模糊了。外面的菜，食材乾不乾淨先不說，大多數是厚味、重味、複合味，常吃對身體不好。「本味曰淡」，這是以前我給一家素菜館的建議。

回到「知常」的問題。你要知道自己身心的本來狀態，自然界的本來氣味，飲食的本來滋味。高開高走，車水馬龍的日子過慣了，就會忘了腳踏實地、自己走路的味道，容易「以妄為常」。

生氣通天

我們看《黃帝內經》的目錄，第一篇叫〈上古天真論〉，講的是自然本來的樣子；第二篇叫〈四氣調神大論〉，人與四時的變化是如何相應的。上古天真，有點像《莊子》裡講的，遠古時期自然狀態下人的生活是怎麼樣的，「常」與「平」是什麼狀態，人在相對平衡的中點是什麼樣的。所以，前面說中醫的診斷是「以常測變」，調理治療的方向是「調常」。

下面這段是〈上古天真論〉的原文，不解釋了，大家可以慢慢讀一讀，這段文字的節奏和氣韻很美、很柔和。

上古之人，其知道者，法於陰陽，和於術數，食飲有節，起居有常，不妄作勞，故能形與神俱，而盡終其天年，度百歲乃去。

今時之人不然也，以酒為漿，以妄為常，醉以入房，以欲竭其精，以耗散其真，不知持滿，不時御神，務快其心，逆於生樂，起居無節，故半百而衰也。

夫上古聖人之教下也，皆謂之虛邪賊風，避之有時，恬惔虛無，真氣從之，精神內守，病安從來。

是以志閑而少欲，心安而不懼，形勞而不倦，氣從以順，各從其欲，皆得所願。故美其食，任其服，樂其俗，高下不相慕，其民故曰樸。

是以嗜欲不能勞其目，淫邪不能惑其心，愚智賢不肖，不懼於物，故合於道。所以能年皆度百歲而動作不衰者，以其德全不危也。

傳統的好文字與飲食、器物，都有背後的氣韻，從容和緩，不偏不躁，反映出著述者的氣質、精神，再透過這些載體，影響著我們。

第三篇是〈生氣通天論〉，人的生生之氣是通天的，我們的生命不只在這個肉體外殼裡，精神與思想不是只能拘附在身體的需求、小範圍的人事物中團團轉。萬物與天地是互相感應的，所有一切都在交換。

蒼天之氣，清靜則志意治，順之則陽氣固，雖有賊邪，弗能害也，此因時之序。故聖人傳精神，服天氣而通神明。失之則內閉九竅，外壅肌肉，衛氣解散，此謂自傷，氣之削也。

陽氣者，若天與日，失其所，則折壽而不彰。

這裡講到了人體的陽氣和蒼天之氣的互相作用，清淨的天氣與我們的心志、思想、情感的關係。霧霾裡住久了，腦子也會糊，心志情感容易混亂不清。**精神的放鬆與專注，才可能保持自身氣機與神機的穩定。**這個時候，才可能與天地間的精和神相往來。這是一個大循環，只有持續穩定地參與大循環，在社會和生活中就不再只是「孤立的個體」與「物化的關係」了。

一個人，如果困在自己的心智、意識、情感中，就會失去這個與天地相交流的狀態，就會「內閉九竅，外壅肌肉，衛氣解散」。這種情況叫做「自傷，氣之削也」，生命之氣就會削弱。

現代人的健康問題，已經不再局限於「飲食、男女、生物致病、環境汙染」，專精神，服天氣、通神明，這是養神的大方向。

第11章 望聞問切與感而遂通：超越感官的覺察力

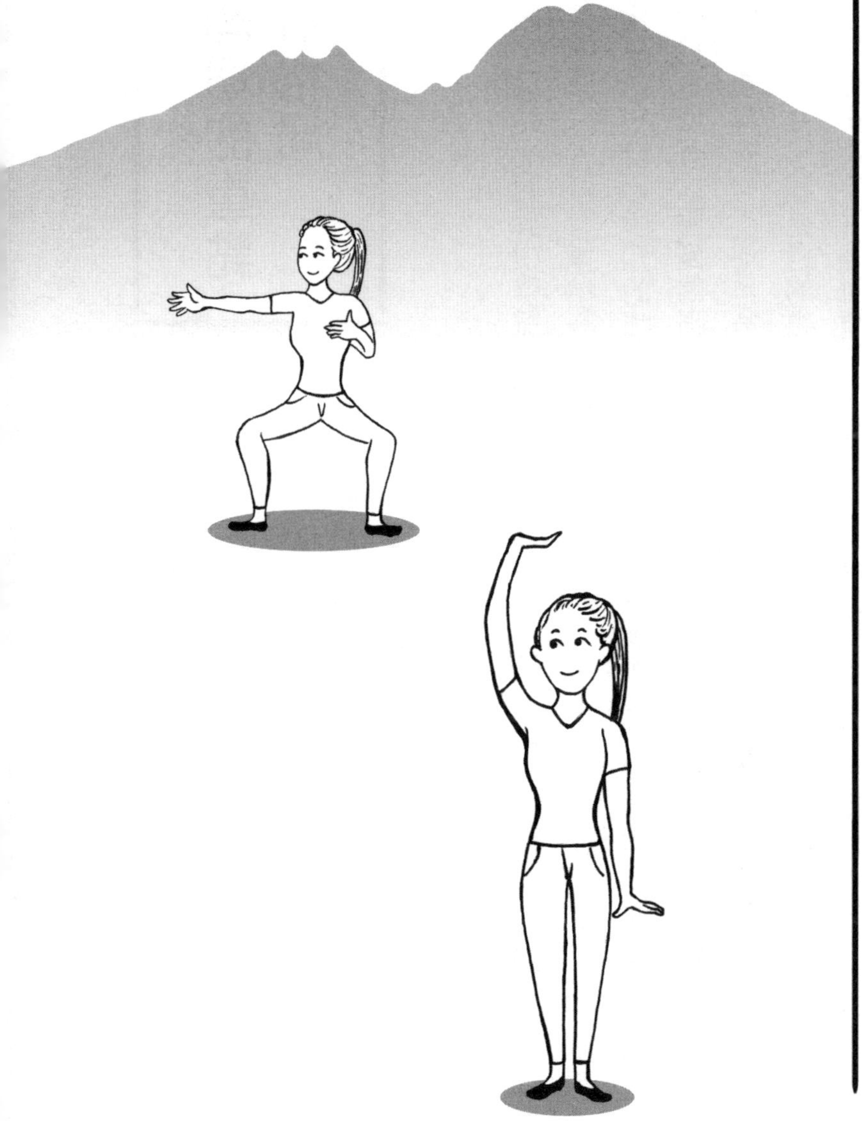

望聞問切的重點是神氣格局

前段時間，網路上關於中醫脈診是否準確有用的爭論，還有中醫出來準備應戰，把脈辨男女。提出疑問的人，對中醫瞭解很不足。

我們要避免站在自己所知的那一小片光亮裡，懷疑和推測未知的世界。就像晚上走在山裡，能看到的只是燈可以照到的那一片。很多人的判斷就是這樣的模式，所知不多，涉獵有限，見識不廣，讀書太少，卻常常以自己有限的認知來思維判斷未知領域。

透過把脈辨男女，我見過的幾位婦科醫師都可以。還有專精脈法的醫師，能摸出你有沒有結石，位置在哪裡，子宮是前傾還是後傾的，甚至更細微的內容。這樣的中醫不少，尤其是在有道家傳承的中醫裡，有興趣的朋友可以瞭解一下。

我在二十幾歲的時候，做過一段時間的醫療技術管理工作，有一次幫醫師培訓，來的醫師有不少四、五十歲的。培訓結束後，一位中年醫師有些挑戰的意思，當場給我把脈，說出我身體的問題，說得很準。

於是，我看著他的臉，也說出他的問題，也沒說錯，兩個人就有些互相欣賞，之後的幾年常常交流《黃帝內經》裡關於望診的內容。

後來我調到北京一所知名的醫療機構工作。有一次，澳大利亞的一位政治家前來訪問，希望看中醫。長官安排我來協調此事，我就推薦了這位醫師給他把脈開藥，看得很準。

關於把脈、望診準不準的問題，這裡不打算做太多討論。每個人的所知所見，有其局限性，局限有的來自外界，更多的是自限。就像前段時間流傳的楊絳先生的一句話：「你的問題是讀書太少，問題太多。」借用這句話，很多人對於未知領域的批評與懷疑，很多時候是「見得太少，主觀太多」。

關於脈診的原理和方法，在前面介紹過，比如「三部九候」、「獨取寸口」。這裡再介紹一下傳統中醫診斷，即「望聞問切」的重點在哪裡。

如果透過把脈，能查出你的膽結石有幾粒，有多大，或者肝上有沒有血管瘤，這樣的中醫診斷水準確實很了不起。但是，即使達到了現代醫學的超音波、電腦斷層掃描的準確度，對指導中醫的臨床治療的意義是什麼。

很多人沒有考慮這個問題。中醫調控的是生命層次，不像現代醫學關注在肉體層次的組織病理改變。中醫的重點，是透過調整無形的神和氣，以及它跟外界的交流模式。望聞問切，看的是「氣機」、「神機」、「病機」，無形的部分。

「四診合參」的過程

比如鼻炎，中醫不是直接去治這個鼻炎，而是觀察判斷導致鼻炎的神氣格局，然後透過改變整體的神機、氣機，幫助病人以自身的力量來治好這個鼻炎，以及其他的一系列問題。

前幾天，有個四十多歲的女士，腿痛。痛的主要原因，第一是她前些年得過一些大病，體質下降，當時還用了激素，現在身體有點腫，腿和臉腫得比較明顯。這是下焦元氣不足，水濕停留。好比她下肢的神經、肌肉、血管都泡在水氣裡面，所以老是好不了。

第二個是性格問題，性子急，容易不高興。她不是地位很高的人，平時不能隨時發出來，就憋在那裡了。她一個人在外打工，可以和親友交流的機會不多，接觸的圈子也很小，思維也有局限，所以她頭上的百會、神庭、頭維、風池等這些穴位都堵住了。

雖然她主要的問題在腿，但基於這個整體格局，我先在她頭上扎了幾針，然後在她下肢痛的地方扎了幾針。第二天再見到她，臉明顯小了，腿腫也消了很多，原來不能彎的地方可以彎了。

這是中醫看病的方法，先把神氣格局看清楚，打開鬱阻點，讓氣機轉起來，然後該補則補，該瀉則瀉。古人說的「一氣流行」、「以通行氣機為要」就是這個意思。

中醫診斷，首先是看人的神氣的格局，看神氣的開闔情況，以及資源的虛實和邪氣的進退，而不是看具體有哪個現代醫學診斷的病。

當一個不瞭解中醫的病人，拿著一疊化驗單、電腦斷層掃描報告塞給中醫看的時候，是很讓人無奈的。很多有涵養的中醫，知道這些報告和資料對治療方案不是起決定性的因素，但為了寬慰病人，他也會看一看，為了讓病人放心，以及瞭解更多雙方可以溝通的語言。

望聞問切裡，一般老百姓會將脈診看得很重要。尤其是老一代人在看病的時候，常常什麼也不說，把手一伸，就來考你了。所以身為年輕醫師，如果望診、把脈能看得準一些，還是很有用的。

一個常見的「四診合參」的過程，我們打個買房子的比方，看看這個過程是什麼樣的。先到社區看看房子，這就是望診。看完之後，會獲得第一感覺，比如好壞、新舊、貴賤，環境、綠化好不好，生活方便與否……

接著需要瞭解更多資訊，房型好不好，採光好不好，水、電、氣有沒有問題，下水道通暢不通暢，房子是不是需要大翻修等細節，形成一個初步的意向和對全域的判斷。或者瞭解之後決定不要了，對醫師而言，就是這個病看不了、接不住。

望診、聞診之後，到了問診。比如問隔壁鄰居：「這兒晚上吵不吵？買東西、辦事方便嗎？」這都是很重要的細節。問診就是你已經對人體（房子）有了一個基本的格局認識後，再透過問診瞭解一下細節，驗證一下先前的判斷。

然後是切診，切診是兩個意思，第一是把脈；第二是在身體的某些部位摸一摸，感受一下寒熱、虛實、邪正。好比進到房間裡看看摸摸，細細感受，這是再一次證實。

這些是傳統中醫診斷的一般過程。這個過程中，病人表現在肉體上的症狀、問題，在整體來看是神病、氣病，還是形病，醫師應當很清楚。

比如說憂鬱症、焦慮症、神經衰弱的初期等，在中醫來說，這是神病；如果是消化不良、拉肚子等，是氣病為主；如果到了脂肪肝、肺炎、子宮肌瘤、肝癌等，這些就是形病了。

前面說過，《神農本草經》有三個層次的藥，每個層次的藥用法不同，比如病在「神」的時候，要用味道很輕的資訊類藥，比如石頭類的；到形病很重的時候，就會用到蟲子，以及味比較重的藥。

扎針也是如此，扎「神」病的手法和用意是很輕的，柔和安靜；「氣」病的時候，需要因勢利導，用補虛瀉實的針法來調氣，平衡陰陽；在「形」病，按《黃帝內經》裡關於「九針」的說法，「**在皮取皮，在肉刺肉，在筋取筋，在骨刺骨**」，需要用不同長度、類型的針，刺到相應的筋骨肉層次，甚至要放血，所以診斷是一個全觀的認識過程，要有層次感。

即使到了「形」病的階段，比如嚴重的肝病，又是第一次來看診，要整體考慮治療是從神，從氣，還是從形入手。前面那位腿痛的患者，我治的第一步是從「神」的層次入手，所以先扎頭上的穴位，還跟她交流，第二步再從「氣」入手。這是個治療策略的問題。

電腦卡住的時候，有時候問題是在硬體上，有時候問題是外部的網路環境上，有時候是軟體的程式衝突上，或者記憶體不足了。問題癥結必須非常清楚，不是按教材寫的，肝病，要辨證分型，是肝鬱氣滯、血瘀有熱，還是肝腎陰虛，然後開個對應的方藥。這些都是明代、清代之後的套方思路，離古代中醫差距很遠。

所以古人說「用藥如用兵」。行軍打仗，需要對整體局勢清晰判讀，明瞭當下和未來的走向，時間與空間變化對預後的影響，需要明確敵我邪正的虛實和每一次治療時的切入層面。

慧然獨悟與俱視獨見

前面談到，中醫的診斷，望聞問切的重點是把握無形的神氣。因為它無形無狀、無色無味，我們日常生活中習慣使用的眼耳鼻舌身的感官能力，在這個層次發揮不了作用。

在《黃帝內經‧素問‧八正神明論》裡有如下的文字：

觀其冥冥者，言形氣榮衛之不形於外，而工獨知之……是故工之所以異也，然而不形見於外，故俱不能見也。視之無形，嘗之無味，故謂冥冥，若神彷彿。

意思是人體的榮衛之氣，一般人是無法看見的，「視之無形，嘗之無味」，所以叫做「冥冥」，好像神靈一般。所以這個層次的診斷，也體現出醫師的不同水準了。

接著，黃帝又問到無形的「神」。

何謂神？岐伯曰：請言神，神乎神，耳不聞，目明，心開而志先，慧然獨悟，口弗能言，俱視獨見，適若昏，昭然獨明，若風吹雲，故曰神。

岐伯回答，如果醫師心目開闊，能夠望而知之，心領神會。這種細微的感受無法言說，一群醫師一起看同一個病人，只有極少的上工心中有數。

今天講一講司馬遷記錄在《史記・扁鵲倉公列傳》裡的神醫扁鵲的兩個故事。〈扁鵲倉公列傳〉是《史記》列傳第四十五篇，關於古代名醫事蹟的紀錄。嚴格地講，下面的內容不是故事或者傳說，而是史實。但是現代的中醫學院老師和學生們，常常把它看作傳說。

第一個故事：

扁鵲過齊，齊桓公侯客之。入朝見，曰：「君有疾在腠理，不治將恐深。」桓侯曰：「寡人無疾。」扁鵲出，桓侯謂左右曰：「醫之好利也，欲以不疾者為功。」後五日，扁鵲復見，曰：「君有疾在血脈，不治恐深。」桓侯曰：「寡人無疾。」扁鵲出，桓侯不悅。後五日，扁鵲復見，曰：「君有疾在腸胃間，不治將深。」桓侯不應。扁鵲出，桓侯不悅。

後五日，扁鵲復見，望見桓侯而退走。桓侯使人問其故。扁鵲曰：「疾之居腠理也，湯熨之所及也；在血脈，針石之所及也；其在腸胃，酒醪之所及也；其在骨髓，雖司命無奈之何！今在骨髓，臣是以無請也。」後五日，桓侯體病，使人召扁鵲，扁鵲已逃去，桓侯遂死。

這是關於望診的，扁鵲只是透過面見齊國的君王，就看出、感受到疾病發展的不同層次，從腠理，也就是皮膚肌肉之間，到血脈、腸胃，最後到骨髓的發展過程。

所以，司馬遷在文後感嘆：「使聖人預知微，能使良醫得蚤從事，則疾可已，身可活也。」醫師有了見微知著的本領，在疾病萌芽生起的無形階段就能感受到，就不至於到了病至骨髓、病入膏肓，束手無策了。

另一方面，病人還得信任醫師，不像這位堅持「本人沒病，你們這些醫師，就想多賺些錢，把沒病當有病來治」。最後扁鵲看到恒侯病入骨髓無可救藥時，只能逃走了。

第二個是治療虢國太子屍厥（編注：突然昏倒不省人事，狀如昏死。）的故事，故事比較長，我們節錄重點。

「扁鵲過虢。虢太子死，扁鵲至虢宮門下，問中庶子喜方者曰：「其死何如時？」曰：「雞鳴至今。」曰：「收乎？」曰：「未也，其死未能半日也。」、「言臣齊勃海秦越人也，家在於鄭，聞太子不幸而死，臣能生之。」

虢國太子死了，舉國哀痛，正在準備喪事，正好扁鵲經過，於是來到皇宮門口，問一個喜歡醫學的太子侍者中庶子。這裡要注意，這次是在扁鵲沒有見到那個太子，就直接說：「太子沒死，我能救活他。」他知道太子的神還在，氣未絕。他怎麼知道的？

中庶子當然覺得很荒誕，曰：「先生得無誕之乎？何以言太子可生也！」

扁鵲的回答是，你對醫學的瞭解，猶如「以管窺天，以郤視文」，一知半解。我的醫術，不需要「切脈望色、聽聲寫形」，可以診斷千里之外的病人。如果你認為我不誠實，可以試著去診視太子，應該會聽到他的耳朵有鳴響、鼻翼煽動，順著兩腿摸到陰部，那裡應該還是溫熱的。

中庶子回報，發現果然如此。扁鵲得到了信任，於是讓弟子子陽「厲針砥石」，準備好針和砭石，取百會穴。過了一會兒，太子甦醒。又讓弟子子豹做藥熨，熨兩脅下，太子就能坐起。然後調和陰陽，服湯藥二十天而恢復了。

故天下盡以扁鵲能起死回生。扁鵲曰：「**越人非能生死人也，此自當生者，越人能使之起耳。**」

以我知彼與特異功能

關於診斷，我們都知道「以表知裡」。《黃帝內經》裡還有一句話，現在教材不講了，叫「以我知彼」。這個需要訓練感知精微的能力，扁鵲就是這麼知道的。

「以我知彼」在太極拳裡面也有，「人不知我，我獨知人」。臨戰時，對手不知道我的狀態或要做什麼，但是對方身形還沒有動，念頭一動，「我」就已經知道了。怎麼做到的？其實就是前面講過的，「持脈有道，虛靜為保」。當你虛靜放鬆，沒有那麼多念頭、思想、情感、欲望、計畫和各種煩心事、動心事湧動圍繞時，自己的心像一面相對乾淨的鏡子，自然就能照出對方的身心狀態、氣血運行和經絡流通情況。

你能知道什麼，取決於自己經絡的通透度、內心的虛靜度和意識的清晰度。認清生活中的標本虛實和大方向，有選擇、有放棄，拿出時間，安排好自己的飲食起居，別太忙，盡量別太累，這叫「調柔身心，放鬆生活」。

每天不求結果，只問耕耘地練習靜坐、站樁或者太極。如果有老師指導更好，每天認真練習，自然就知道了。但如果你每天都忙得兩眼冒星，事務繁忙，迎來送往，還要應付各種腦筋急轉彎。我只能告訴你：你還沒準備好，現在學不會。

扁鵲是怎麼學到的？《史記》裡面有記載，「少時為人舍長」。他年輕的時候是個小旅店的管理員，有位叫長桑君的住客經過這家旅店，每次扁鵲都很認真恭謹地服務。長桑君亦知扁鵲不是常人。

這樣往來出入了十多年，長桑君叫扁鵲來單獨坐下，輕聲與語曰：「我有禁方，年老，欲傳與公，公毋泄。」扁鵲恭敬地答應了。

長桑君拿出懷中的藥給扁鵲：「飲是以上池之水三十日，當知物矣。」

長桑君告訴扁鵲，把這個藥用「上池之水」送服，三十天後就「當知物矣」。於是拿出他的所有祕方全部交給了扁鵲，然後忽然不見了，他也不是平常人啊。

扁鵲照著長桑君的話飲藥三十日，就能隔著牆看見另一邊的人了。「視見垣一方人。以此視病，盡見五藏癥結，特以診脈為名耳。」有了這個能力，病人五臟的癥結一覽無餘，只是用診脈為名罷了。

疑問又來了，怎麼可能呢？

打個比方，大家在遊樂園玩雲霄飛車，雲霄飛車快速飛旋的時候，有人站在下面和你說話，能看清楚、聽清楚嗎？不行吧。大部分人都在頭暈眼花地慘叫，根本顧不上看人。

但是，有人只是在旁邊坐著，搧著扇子，喝著涼茶，他就能把對面的人看得清清楚楚，還能告訴你們周圍發生的事情。這個很正常吧。你不會認為：「哇，厲害，特異功能啊！我們看不見，你怎麼能看見？」

如果每天的生活都在坐雲霄飛車，自然很多東西都看不到，也聽不到。

做到才是真的

二〇〇九年，雅克爺爺來上海做第二次針灸無國界志願者培訓。有一天晚上，我們一起去看望同事的爸爸，他得了肝癌，剛做完化療，精神和肉體都很痛苦。

雅克爺爺先把脈，人迎寸口先別陰陽，然後再把手腕的寸關尺、浮中沉三部。把完之後，他發現有幾個脈和其他各部不協調，或是跳得特別強的，或是特別弱的，這提示有幾條經脈、臟腑有虛有實。他讓我也把了一下。然後，雅克爺爺用手指代針，在不同的穴位輕輕放著，不用力，每調一次再把一次脈，同時讓我也把脈再感覺一下。

每調一次，脈就平了一點，所以《黃帝內經》裡對治療的目的叫「以平為期」。做個平人，是最健康的。

第二次是斯理維老師治療，雅克爺爺在旁邊指導，我也在旁邊。做完之後，病人的神氣有變化，然後再把脈，需要補太溪。斯理維老師正準備補，覺得不對，她就看了一下雅克爺爺，笑說：「你這個壞蛋！」雅克爺爺微微一笑。

當時的情景很像武俠小說，因為雅克爺爺已經看到病人需要什麼地方補瀉，他用心念完成了這個操作，斯理維老師要上手的時候，發現已經被人完成了。

這也是前面提到的「形氣榮衛之不形於外，而工獨知之」、「慧然獨悟，口弗能言，俱視獨見」。

我們普通人熟悉的是依靠感官獲得資訊，卻對超越感官的覺察力部分很陌生，相關介紹可以參考潘定凱老師翻譯的《全像宇宙投影》，一共三本。

關於經絡、穴位、針灸、按摩、導引、祝由、神農時代、感而遂通，沒什麼好多解釋的，這些需要你自己花時間去練習、訓練，然後自然能漸漸知道。

自己去深入，這才是重要的。否則這些東西，對大家來說就是神話故事，譁眾取寵，我不希望起這樣的作用。講這些，是為了打開大家的思路，然後希望你自己去嘗試，深入學習，真實體驗。

我二十幾歲的時候，曾有幾年和一位國家特二級廚師共事，做藥膳顧問。這位大廚倪師傅起初是在同仁堂工作，熟悉藥材，後來學習廚藝，還被派到日本工作過幾年。他在一九九八年的時候就告訴我們，以後的餐飲趨勢是複合味、重味、厚味、刺激的會流行。大家的舌頭越刺激越麻木，嚐不出本來的味道。

要做出食物本來的味道，就需要先熟悉食材，減少人為的、過度的操作與調味。就像長期清淡飲食的人，對食物的感覺就會清晰很多。當你站樁、靜坐的時間長了，體會到身體放鬆了、心靜了，才知道平時身心內外的混亂與不安。

站到一定時候，有人經過會有感覺，有人用力看你一眼，閉著眼也能知道，因為你比原來乾淨、均勻了。就像如果海浪波濤洶湧，扔石頭是看不見影響的，而平靜的湖面就很容易看到。

《黃帝內經》裡講到，針刺的時候「一羽不能加」，這是多麼清晰微妙的感覺。所以要花時間，少一些思考、辯論、附會，讓自己的生活慢慢地往回退、往回收，然後你自然會有所體會，有更精微的感受力。

你自己有所體會、有所感受的東西，這個叫做「真知」。這也是古人的觀點。你看書啊，聽老師講啊，查百度啊，都屬於知見、資訊，有時還是雜訊。雖然可以參考，但「真知」是中心，是有能力合理運用所有資訊的關鍵。

所以傳統文化常常講做工夫，要老老實實地花時間，在自己身心上用功，別過於重視文字概念、理論體系，原因就在於此。我們任何一個人，都是可以用自己的身心去體會到，而且這麼做，是超越時代，超越民族、語言，超越國土的。只要你願意花工夫，都可以體會到。

第12章 道術與心物：傳統醫學的源頭、正脈與歧路

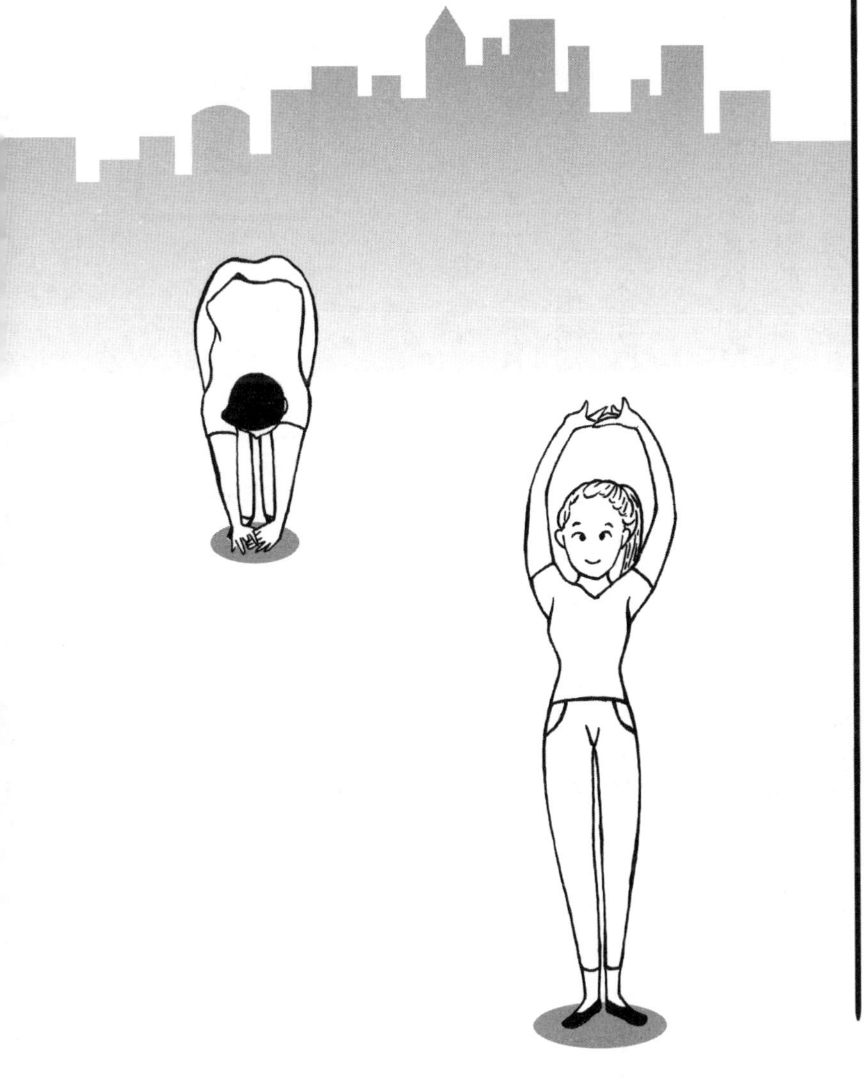

不期然的相遇

《黃帝內經》說：「針石，道也。」在中國，「道」這個字在各行各業都有提到，不管從哪個領域入手，都能夠見「道」。武術有「以武入道」，還有琴道、書道、茶道……關於「道」這個東西，大家不需要想得太玄。中國傳統的東西，是務實的。

所以在學習中醫、學習傳統文化的過程中，你能慢慢體會到，這麼多書、這麼多論述，不外乎兩種情況。

第一種，是作者來自生活實踐和內心的體驗，真正實踐，切身體會。我們閱讀的時候，身心是有感受、有體會的，它對於我們的生活，是用得上的；第二種，作者的寫作，不是從身體力行和內心裡出來的，而是從頭腦，從思想、概念、某個理論模型裡出來的，屬於推測、解釋、對比研究型的理論寫作。閱讀之後，能增加知識和話題，也有可能增加疑惑與混亂。這兩種差異需要我們自己去分辨。所以在傳統文化的表述當中，常常會說「本」與「末」，「道」和「術」。

走對方向最簡單直接的一種感受，是心有戚戚然。漸漸的，在生活中，細微的起心動念裡多了那麼一份新的顏色和光亮。起初無法用言語清晰表達，但慢慢的，心裡會有更深切的體驗，與生活、思想中的新生的光亮互相印證。這也是我個人學習、讀書的一個偷懶的方法。什麼東西讓我心動了，才會去讀，才會在生活中嘗試。

「見道」這件事，《道德經》開篇就告訴我們，「道可道，非常道。名可名，非常名。」在這個面向，不是用語言文字就能準確傳遞的，但在沉寂放鬆的狀態下，也許會「不期然相遇」。

身為一個中醫，不管是採用針灸、按摩，或者把脈、用藥，如果有一天能體會到「物我兩忘」的狀態，就像《黃帝內經》裡說的，針灸的時候，似乎病人與醫師和環境的界限融化了，慣常的身體和周邊事物的物理世界，漸漸為能量與精神的合一狀態所替代。

這個時候，你會真切地感受到古人留下的文字背後的意味。這個「不期然相遇」的時候多了，自然會生起信心，自然會了了分明。這個信心，不僅是對某個學說或者傳統文化、中醫的信心，而是這些「術」背後，對自己和生活，對這個世界的信任和隨之而來的樂趣。

比如當我們為別人艾灸命門穴和關元穴，有沒有人體會到，艾灸到一定時候，自己的命門穴、關元穴也會發熱？

這就是一個感通的狀態，接近於人我合一，這種狀態隨時隨地都在發生，只是我們忽略了。比如在聽一首歌的時候，有時候也會融入，對不對？有時候會覺得，哎呀，這首歌雖然歡快，但唱歌的人好像內心挺痛苦的，甚至沒有見過他，就有這種感受。

或者哪天我們在外地打電話回家，爸爸、媽媽說：「我們挺好的，每天都去散步，昨天還去買了新衣服。」但是你心裡有微微的不安，可能當時很忙，聊了一會兒就掛了。但到了晚上輾轉反側，心裡還是有不安。你能不能分得出：這個不安不是自己腦袋裡的不安，還是你媽媽的不安？常常練習後自然能分清楚。這個能力人人都有。

這些日用的經驗，是理解和深入學習傳統文化的一個入手點。所以你看，很多書都講「人同此心」。人人都有這個心，就看你有沒有可能把心慢慢沉靜下來，從每天過度關注人、事、物的糾纏中稍稍出來一些，留意體會到更多、更廣闊的東西，只有這樣才能慢慢地體會到更細微的東西。

慢慢地，一隻貓走過來的時候，你自然能知道牠是一隻快樂的貓，還是一隻不高興的貓，還是一隻受過傷害的膽怯貓。

一切都清清楚楚地在那裡，等著你來發現。你每天面對這個世界，每天都體會到一點新的，體會到像童話裡的那些畫面：哎，太陽爺爺今天是很開心的，花兒向我微笑，有隻蜜蜂飛過，好像有什麼事情要告訴我。

這些童話故事或者遠古的傳說背後是什麼？古人說，過去是有人能夠聽懂鳥語的。這些故事只是文學？只是童話嗎？

可不可以換個角度來理解，人類不管以何種方式表達過的東西，都曾經存在過，而且現在還在那裡存在著，只是我們沒有看到、想到，沒有體會到。

就像光，時時刻刻在那裡照耀著我們，只是有時候被厚厚的雲和牆擋住了，有時候，只是自己閉上了眼睛。

循心與循道

現代人習慣於用腦、用邏輯思維，用已知的知識資料庫和分類系統，來看這個無盡可能的世界，這就是以管窺豹。

幾千年的文教洗禮與灌注，人類獲得了很多，也失去了不少。經過各種教育和媒體灌輸的現代人認為，已知的一切是天經地義的，而且認為頭腦是我們唯一認識世界和獲得知識的途徑。就像現在的孩子覺得可口可樂與麥當勞就是世界的必然組成之一。

古人對這一點認識得很清楚，他們把所知、所見稱之為「識見」或者「知見」，它只是世界真相的很小碎片。

重要的是我們的心，心裡直接知道的那個「覺」。

古人常說「道在日用間」，我們其實一直在用，即使沒有意識到，語言不能表達出來，但都是用這個東西在做選擇。

就像為什麼今天你會到這裡來，真的是那麼多頭腦分析出來的理由嗎？是心帶我們來的。按照中醫的說法，是我們的「神」先到了這裡。因為我們的心有所念，這個念頭存了下來，變成了「志」。動念來辛莊師範學習的人雖然很多，依著每個人不同的因緣和條件，真正到這裡學習的，就是在座的各位。

至於學的這些在未來能幫助我們選擇什麼職業，完成什麼理想，都是後話了。「循心而至」，源頭在這裡。循心就是循道的開始。

心中的蓮花與光明

不知各位看過《曾國藩家書》嗎？這些前輩的心中是有很大的空間的，做不了官，沒關係，回家寫毛筆字。做了官，沒錢、挨罵，還被誣陷，也沒關係，出來看看荷花，回去打打坐。

大家有沒有這種體會？上了一天班，忙到頭昏腦脹，下班路上也是人聲鼎沸。你轉個彎，走到樹林裡，走到晚間的天壇公園、紫禁城河邊，或者，前一晚下了雨，早上走在引水渠河邊，是不是有沁人心脾的感覺？遠遠看到那片綠地，還沒有走進去，就覺得有一種清清涼涼的氣流過來了，這個就是交感。

官員在官場搞得沒頭緒，諸事不順。下班路上有荷花，看一眼，這個荷花的氣，清清涼涼、疏疏透透的就過來了，世間的煙塵和心火就淡了下去。這就是轉化氣質。

即使困在家裡，沒有荷花、沒有綠地，但是心裡可以有荷花，有光明，有日月星辰、山河大地，有往來古今之聖賢，有萬古不變的道與心。

教化不只是在於聖人的語言中，萬事萬物都是教化。是氣化，也是神應。

古代經典裡常常談到「天」、「天道」、「君子」、「大人」，這不僅是社會倫理道德的追求，更是中國人傳統的世界觀和人生觀。

何謂「君子」？敬天愛人，自正、利他，不以名利聲色為大，但也不錯過報效國家、建立功業的時機，這樣的人不會刻意炫人耳目，而是抱樸含真、和光同塵。

何謂「大人」？就是受命於天，懸命於民，民有所憂，為之思，天佑所缺，為之計，擔當國家命運、人類文明的成熟之人，稟受天命、順應歷史潮流的人。

曾國藩、王陽明、孫中山、南懷瑾，都是這樣的「大人」與「君子」。歷朝歷代的仁人志士、賢君良臣何嘗不是？

即使被困牢籠當中，想想那朵「蓮花」，永遠都在心裡，這就是有道的古人、前輩，他們的精神空間比我們大得多，心所能到的地方，也比我們開闊得多，也自由得多。

在物質上、科技上，古人沒有我們現在的能力和實力，但在心智和精神心靈部分，我們會不會低估了古人？

那個時候，沒有那麼多書本、出版物，沒有那麼多理論、新概念、媒體，讀書人、庶民們心裡常有的觀念是「仁義」、「孝道」、「天理」、「守正」、「務本」、「王法」……

上有日月星辰、五行七曜，下有山河大地、風火雷澤，前有列祖列宗、賢聖俠義……這樣的心境和天地、這樣的世界和生活，會不會讓人更安心、扎實？

無所滯礙，盡善盡美的醫道

一九九七年，我在天津讀書的時候，有一次經過一處道觀，門口牌樓上兩邊刻著「德配天地，道法自然」。心裡一動，但不知觸動了什麼。那時，我在北京、天津兩邊跑，既要讀書、寫論文，還要上班，偶爾打打坐，常常學英語，心裡急切切，前路茫茫然……忙得似乎連立錐之地也沒有。

不見天地，不近自然、五穀不分、四體不勤，這就是我們這些現代知識分子的生活狀態。在書本中找出路，在思維裡辨真假，總是不接地氣。心裡虛，身體也虛。

虛了之後，就開始不由自主地找「相」，有文化的相，有精明強幹的相，有蠻力暴力的相，有大師相、修行相、處子相……或者以物質為寄託，買豪車，貸款撐房子……

慢慢的，感受開始麻木封閉，活潑潑的生命，就僵硬在這些相裡了。神僵硬了，然後氣僵硬，身體當然就漸漸僵硬了。

形、氣、神僵硬之後，與這個世界的交流也就僵硬了。然後，就會強烈地認同、去推行一樣東西，或者強烈地去反對一樣東西，這就是一個偏執的狀態。

在這個偏的狀態下，一切層面的偏聽偏信、妄作妄為都有可能。拿佛家的說法是「身口意」多有「貪嗔癡」之造作。

這個時候，肯定會有很多身體的不舒服、心理的不暢快、思緒的不清楚、關係的不情願，於是找醫師。

中醫，其實是怎麼讓這個「形、氣、神」偏的狀態再回來。

回來了，叫「中」或「和」，「常」或「平」。

自己怎麼回來呢？有沒有不靠醫師的辦法？

有的，什麼東西讓你感動？心動的時候，不要放過這個瞬間。難過、尷尬、面紅耳赤的時候，不要放過，不要馬上去看電影、聽音樂、找朋友喝酒。這樣就像滑螢幕一樣，把「回心轉意」的機會刷掉了。

每次這個「向回轉，往內看」的機會來的時候，當下留意到，慢慢來體會。

所以治病不僅是吃藥、扎針，也不僅是食療、導引，不只在這些具體的方法。治病是調中和、調平常、調柔身心，你去體會這個人，他怎麼看自己，怎麼看這個世界，他的生活怎麼安排，常常跟哪些東西交流，跟哪些東西完全沒有交流，他的居處環境、所思所想、學業職業，親朋好友是什麼樣的。

在唐代大醫孫思邈的《大醫習業》裡，他談到了高明的醫師需要學習和掌握的內容。

「凡欲為大醫，必須諳《素問》、《甲乙》、《黃帝針經》、明堂流注、十二經脈、三部九候、五臟六腑、表裡孔穴、本草藥對。」這是經典理論部分。「張仲景、王叔和、阮河南、范東陽、張苗、靳邵等諸部經方。」這是歷代高明醫家的著述與醫案。

「又須妙解陰陽祿命，諸家相法，及灼龜五兆，《周易》六壬，並須精熟。」這是旁通相術、風水、祝由、占卜……「如此乃得為大醫。」

接著孫真人又說，如果沒有這樣的基礎，醫師看病，「如無目夜遊，動致顛殞」，像瞎子一樣，舉手便錯。「次須熟讀此方，尋思妙理，留意鑽研，始可與言於醫道者矣。」

除了熟讀經典，揣摩各家醫理，專研細緻，還需要博覽群書。「又須涉獵群書，何者？若不讀五經，不知有仁義之道；不讀三史，不知有古今之事；不讀諸子，睹事則不能默而識之。」

五經是指《詩經》、《尚書》、《禮記》、《周易》、《春秋》，簡稱為「詩、書、禮、易、春秋」，這也是古代學子的必修課。其實本來應該有六經，還有一本《樂經》，合稱「詩、書、禮、樂、易、春秋」，但後來亡於秦末戰火，只剩下五經。

三史為《史記》、《漢書》、《後漢書》，孫思邈是唐代人，所以舉出這三本漢代的史書。我們現在是天下一家的地球村，醫師碰到的病人來自五湖四海，從國外來中國看中醫、學中醫的越來越多，要補的課就不僅僅是中國歷史了。如何用來者的語言和他們熟悉的生活細節來表述中醫的理趣，就是需要增加閱歷和經驗的工夫。

下面孫真人又推薦了一系列學習的內容：「不讀《內典》，則不知有慈悲喜舍之德；不讀《莊》《老》，不能任真體運，則吉凶拘忌，觸塗而生。至於五行休王、七耀天文，並須探賾，若能具而學之，則於醫道無所滯礙，盡善盡美矣。」

《內典》就是佛法，是釋迦世尊四十九年所說的一切法，《莊》、《老》就是《莊子》、《老子》。「五行休王」，是五行學說在中醫實踐的應用，主要是用於預測判斷病人的病勢盛衰，生死預後。「七耀天文」，又作「七曜」，指日（太陽）、月（太陰）與金（太白）、木（歲星）、水（辰星）、火（熒惑）、土（填星、鎮星）五大行星，這是中國古代天文學研究星象的運行變化，與地球氣候、人文政治、物產災變和疾病健康的規律。《黃帝內經》裡的五運六氣原理由此而出。

以上這段《大醫習業》，其實是孫思邈先生本人的學習成長經過。老先生是過來人，通曉經典，天文、地理、術數、丹道、佛法、祝由，乃至中醫各科、採藥、製劑、脈法……樣樣精通，最後還活了一百多歲，所以後世尊為「藥王」、「孫真人」。有興趣的同學可以看《備急千金要方》。

人法天地，道法自然

中國人的世界觀，是放在天地這個大框架裡的。《周易・繫辭上》提到：「仰以觀於天文，俯以察於地理」。人事物候的變化、政治經濟的起伏、疾病邪正的盛衰都由此而出，非人力主觀臆設。明白這個出發點，就明白了為什麼「天人合一」、「天人相應」才是中華傳統文化的主軸。《周易・繫辭上》還提到：「與天地相似，故不違；知周乎萬物，而道濟天下，故不過。」我們一直在陳述的「中和平常」不是以人類社會的認知和道德為標準的，這個標準是在天地自然的規律。

這就是老子說的：「人法地，地法天，天法道，道法自然。」這四個「法」，可以理解為效法，四個層次的效法，一圈包涵著一圈。人生於天地之間，是不能妄作妄行的，所以「故道大，天大，地大，人亦大。域中有四大，而人居其一焉」。

知道這一點，方可謂「知天命」，才有樂天愛人的本來面目。這個知道，不是我們常常用的邏輯思維、分析推理。中國古代文明的本質不同於現代科學，關鍵在於：更高和更細微的維度上，超越了紛繁複雜的表象世界，抵達本來。

拿醫學來講，傳統中醫的認識論、方法論，與現代醫學是非常不同的。

比如發燒，我們都熟悉現代醫學的思路，先在物質層面診斷出原因才可以治療。這個原因大多傾向從肉體層面來尋找，最常見的是感染（包括各種細菌、病毒、支原體等），其次是結締組織病（即膠原病）、惡性腫瘤等。經過相關的檢測化驗，如果發現有某種病毒、細菌或寄生蟲，就施與對應治療手段；如果屬於腫瘤、癌症晚期或自身免疫系統紊亂引起的發熱，就給予相關的綜合性治療。很多時候，這樣的對因對症治療看起來是有效的。

於是，近百年來，現代人對於醫學和疾病的認知就確立在這裡，漸漸形成一道堅實的圍牆：世界終於此。一切現象、觀點與實踐，如果超出或不符合這一已知的圍城，或者斥為「不科學」、「非理性」，或者被直接拒絕為「不存在」。在這道圍牆之下，是厚厚的「混凝土」。這是我們多代因循教育認知的結果。

圍牆之上，更有一層天網——網路上日積月累的資訊流，真假對錯斡旋其中。在這個資訊海中，大家還是會按照自己固有的認知習慣，去取相應的那一瓢。概念化的生存和思維習慣，遮蔽了明朗的天地、遼闊的星空。對既定認知的重複肯定和無意識接受，是網路意識流的主體鋼筋骨架，日益充實的網路雲端儲存正在時時刻刻地繁殖更新。

我們常常會讚歎近代科學的日新月異，文化的推陳出新，漸漸的，我們就認為能夠變的、更新的才是「先進的」。如果隨著時間和經驗的延展，也許我們能慢慢理解，這些在觀念上、文化上的五年一小變，十年一大變，才是「不定」的。

寂然不動，感而遂通

重點來了。《易經》裡有一句話：「《易》無思也，無為也，寂然不動，感而遂通。」這句話是一條大線索，可以說是真正瞭解中華文化的關鍵所在。

中國古代的聖賢認為，對於天地萬物、宇宙人生的真正認識，非思維所得，非有為可近，乃是當心靈處於寂然不動的狀態，與天地宇宙相交感的時候，自然而通達一切。這是真知。

類似這樣的表述，我們在傳統文化的儒、釋、道裡經常看到。《道德經》有「致虛極，守靜篤」，儒家《大學》有「知止而後有定，定而後能靜，靜而後能安，安而後能慮，慮而後能得」，佛家有「言語道斷，心行處滅」。

前面講了現代與傳統的分野，就在於傳統關注「以心入道，由道演術」；現代人學習中醫，如果不先明白這個差異，很容易在追求「術」與「法」的過程中迷失來路，就有「多歧亡羊」的危險。

如果從大歷史的角度來看人類的知識累積，文明發展，也無所謂「歧路」，因為總得有人去探路，探完路會告訴我們，這條路不需要走了。

可以這麼想像，混沌之初，文化未開之時，最開始是一片無邊無際的荒野。然後，有了人，一位具備自我意識的人，在那裡一站。我是人，這是世界，主體、客體就分開了。

說到醫學的部分，像《黃帝內經》、《傷寒論》，就是在這一片荒原中，畫一個最初的框架：醫學、健康與疾病是這樣的。後世的學術就圍繞這個原點開始發展，於是有了各家各派。

到了唐代，應用層面的內容更豐富，圈子大了一點，但還有很多窮通天人的真知者。到了宋代，官方編撰的藥書方書開始規範全國的非處方藥，《太平惠民和劑局方》是個例子。到了明代，思維與經驗建構的房子已經搭起來了，前殿後院、橫平豎直，規範化、經驗化的學習已經是常態了。到了清代，開始有雕樑畫棟……

不光中醫是這樣，所有學術體系的建立基本上都是這個過程。所以我們得往回走，去看看源頭是什麼，才能瞭解全貌。

學習一門學科，要看該學科的經典，與傳承經典的歷代諸論。拿中醫的學習來講，要熟悉漢唐以前的書。

如何深入學習中醫？

傳統醫學的源頭在哪裡？重點是什麼？

願意深入學習，或者希望提高臨床療效，看古書是必要的。傳統醫學的發展，有源頭、主幹與支流。

漢唐以前，氣象萬千，關於生命的整體性，天人互感，形神合一；關於人體能量的運轉化生，注重神與氣機，在藥物與治療上，知常守中，重視正氣之虛實開闔，病勢的進退與順逆，藥物之勢能、方向、層次……

宋元之後，人心發展，文化分化，各承家緒，流派眾多，尚未離根本源頭；明清之後，枝節流散，各呈己見，偏於專病專方、藥物功效、辨證分型。而今，微觀辨證，中西結合，方證對應……

這一切是醫學的發展，與時俱進，是每一代醫者的深入探索，尋找出路。

但是，我們必須回頭想想：傳統醫學的源頭在哪裡？重點是什麼？

《黃帝內經》、《傷寒論》、《神農本草經》、《備急千金要方》、《脾胃論》、《本草綱目》、《溫病條辨》……這裡有答案。

靜心體會自身己心，感受天地四季變化，花鳥魚蟲浮沉，意氣神體互感，遠取諸物，近取諸身，答案在這裡。

如果只是完成教材的學習，流行健康讀物的閱讀，欲承靈素精華，會先賢意旨，亦難矣。

常有朋友問：想深入學習中醫，提高臨床能力，該讀些什麼書？

我的建議是，可以先看這幾本薄薄的小書：

李東垣先生的《內外傷辨惑論》、《脾胃論》、《藥類法象》、《用藥心法》，可以幫助我們理解古人看人、看病、用藥的理路。

以這個理路再回頭重新看人看病，回味學過的教材，等有些感覺和疑問，可以再看鄭欽安先生的《醫法圓通》和《醫理真傳》。這兩本書看懂了，就可以讀《傷寒論》和《溫病條辨》。

寒溫雖殊，其理則同。不同時代，不同體質，五運六氣所感所化的疾病和症狀自然不同。但氣機、病機跳不出「寒熱陰陽、虛實開闔」，邪正鬥爭不外乎「進退順逆，出入表裡」，學生需要留意，藥物的選用與配適須從「寒熱開闔，厚薄走守」來看。

先把我們學過的「功能主治、方劑分類」暫時忘掉，把學了多年的教材裡的「臟腑辨證、內科治療」暫時放下。以後還會有用。

古人所言醫理，「氣化」二字。現代教材，雖理法方藥畢具，所不及者，正是人身之「氣化、氣象」，此非讀古代經典而莫能知也，又非靜心體悟而莫能明也。待學人心目中、病體前，已有「氣象」之輪廓，「氣化」之端倪，便可學習醫案：《吳佩衡醫案》、《蒲輔周醫案》、《李東垣醫案拾遺》和薛己的《內科摘要》。

學習醫案的方法，先把我們學過的現代中醫概念放在一旁。

1 一個原則：氣機、病機與藥勢、藥象當相合。

2 不管什麼病，氣機、病機跳不出寒熱陰陽、虛實開闔，邪正鬥爭不外乎進退順逆、出入表裡。

3 藥物的選配，需從四氣五味入手，以及寒熱開闔、厚薄走守來看，即所謂藥勢、藥象。

4 以這個原則來讀古人的醫案，看氣機、病機與藥勢、藥象合不合。

5 如果學習近代醫案，最好略過方解方論、辨證治則，先不看解說，自己來看，只看病史症狀、治療經過與處方，看氣機、病機與藥勢、藥象合不合。

慢慢的，自然就會看出氣機開闔與病機進退之勢，看出邪正交爭、表裡出入之機，品出良醫心中的「一氣流行，無所不至」。醫者所為，不外順其勢、得其機、利其行、握其度、顧其本。

針藥之用，明理為先。針石者，「以我之神氣，調彼之神氣」：草木之備，以藥之神氣助人身之氣化有餘不足爾。

看古代經典的目的，是為了明理。理不明則不知其要，流散無窮；理明則心安，知古醫書之淺深，明今人說之虛實，臨證之時，少一些茫然無適，心中惶惶。病治，知所不足；病雖不治，知所以然。

《神農本草經》和《黃帝內經》可當作床頭備書，有空且翻看，無心或有得。還有《莊子》、《老子》、《金剛經》、《大學》，近代的《南懷瑾全集》……與賢者會心，得知根源。

醫學浩瀚，昔聖賢憫生民疾苦，傳道論經，洋洋如海，願以上所示各書，能助初學者舟楫之便，得見醫燈之明。

附錄1

回歸本源：傳統中醫診治的關鍵字

二〇一四歐洲傳統醫學年會
時　間：二〇一三年一月
主講人：李　辛
地　點：瑞士哥倫比亞預防醫學中心

謝謝大家，謝謝國際針灸無國界和 Natalie（瑞士哥倫比亞預防醫學中心負責人）。很高興能在這裡分享我對於中醫的一些感受。今天講的內容是我從一開始當中醫學生學習的時候，一直在思考的一些問題，後來透過跟老師學習，看古人的書，理解了其中一些重要的概念。我把它們歸納為一些基本的關鍵字，跟大家交流一下。

我在大學一、二年級的時候，開始發現一些問題。比如為什麼醫師診斷是肝氣虛或肝血熱，或肝有濕熱，或是腎氣虛、腎有熱，但其他臟器往往同步有相應的問題。

再比如，關於某個方子，不同時代、不同醫師的解釋不一樣，好像是互相衝突的。某個藥或者某個穴位，有的醫師會說這個藥或者穴位是「疏肝」理氣，或是「健脾」。解釋都是功能性的。

還有，在一個方子裡有很多藥，有的藥往這個方向，有的往那個方向，那麼，當這些藥合在一起的時候，你會疑惑，它最主要的方向在哪裡？

近代中國，醫學教材是建立在功能和功效的基礎上。而古代，其重點不在功效和治療什麼症狀，而是說藥勢——藥物在人體內部產生的能量的方向和性質，以及力量的特點。

在學得最混亂、想要放棄的時候，我碰到了第一位啟蒙老師。他告訴我：你要忘掉所有學過的東西，也不要一開始就考慮那些細節，先抓最基本的大方向。不管這個病醫師怎麼講，不管這個方子醫師怎麼開，其實就是虛、實、寒、熱。

我今天準備講這幾個字：機；虛、實；開、闔；順、逆；標、本。

比如，我想往外走，但有人不讓我出去，這叫逆。如果我想出去，有人把門打開，這就叫順。

後來，我慢慢知道所有這些的理解核心，不是建立在物質的基礎上。現代人的思維理解，都是建立在物質的、看得見的有形層次上討論問題，但中醫是在能量和資訊這個沒有形狀、看不見、摸不著的無形層次上討論問題。

中醫的能量層面

生命有它自己的規律，它跟天地，跟星座、行星運行，跟所有的一切都是有關係的。整個世界像是一張很大的網絡，每個人都是其中的一個節點，互相連接。所以，資訊、能量和物質其實是同一個東西，只是我們人為地把它分割開來。

當有病人來找你的時候，他們的問題在不同的層次。比如有的是手破了，或者骨折了，這是非常清楚的物質層次，這個部分看西醫，看現代醫學很合適。因為中醫治療物質層次的外傷相對慢一些，我們又很難找到念咒語就可以馬上治好骨折的祝由師。

有時候你會碰到另一類病人。比如一個女孩子懷孕三個月，她不想要這個孩子，做完手術之後，她非常難過，哭了十天也不能緩解，到了晚上又非常害怕。這種情況是從流產手術結束後開始的，屬於典型的能量和資訊病。

我們可以從各方面試著分析她的問題。比如，首先是人工流產導致她的子宮受傷了，在中醫看來，子宮受傷她會「腎虛」，然後「血虛」。

但是她為什麼那麼害怕和難過呢？如果從心理分析來看，因為她失去了某些東西，但是不是這樣呢？這個病人當時在包上掛了一個小娃娃，看著它，我心裡有些觸動，就問她，家裡還有沒有這樣的小娃娃？她告訴我，家裡有一百多個。

雖然她在物質、能量、資訊的層次都存在問題，但核心的問題，也是我們所說的機——最關鍵的點，她的神（spirit）跟這個被打掉的孩子的神（spirit）連在一起了。

有時候，我們會突然很高興或很難過，或者突然產生一些想法。其實這些不一定是自己的想法，但是我們的意識會認為這就是我的想法，然後按照我們習慣的反應模式和行為，來回應這個外來的想法和由此產生的情緒。

所以，其實是她的神影響了她的氣，然後影響了她的身體。而且這個神又跟某個靈界連在一起。當她說家裡有一百多個玩偶小娃娃的時候，我後背的毫毛都立起來了，一陣發冷。這

能量氣場

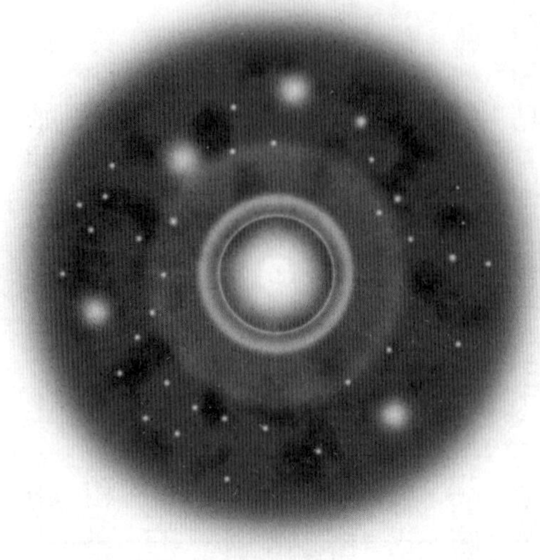

些小娃娃也是一個接收器，連通著這方面的資訊。所有這些力量的疊加形成了她現在這樣的狀態。

這些方面的內容，是古代中醫很重視的部分，《黃帝內經》中有記載。漢代以前的中醫仍然重視著關於神的部分，但是漢以後就漸漸減少了，再後來的中醫慢慢地就變成了從「靈性身體」轉到「能量身體」這個層次。我們今天重點講的是關於「能量」部分。

古人對於世界萬物的理解和我們不同，現代人認為世界萬物是有形狀的，而且每一樣東西是有邊界的。我在這裡，桌子在那裡，我的手不可能伸到桌子裡面去。但是在能量和資訊的這個層次，其實所有的東西都是一鍋湯，都混在一起，像交響樂。

從無形層面講，我們的神識是最中心的源頭，像一粒種子。神識在某個空間，然後虛空中的能量開始聚過來，聚到一定時候，開始變成有形的、物質化的東西。

古代的巫術或中醫是治療這個原點——神識的部分。現代中醫的重點是在原點周邊的能量，這個能量是一個氣場，一直在波動著，周圍的無形物質也都在互相交流、交換著。當這個交流出現問題的時候，物質層面的身體就會有各式各樣的症狀。**中醫的重點不是治療這些症狀，而是治療它和所有其他物質之間交流的障礙。**

這種障礙可以說是有共時性的，既是能量之間的障礙，也是粒子之間的障礙，它可以表現為細胞和細胞之間的障礙，最後具象於身體的組織層面，比如肺和大腸、脾胃和肝膽之間的障礙，它同步在生活中，是人際關係的障礙，也是我們認知世界的障礙……

比如針灸，每個人都是一個看起來獨立的能量體，但他在不同的時候、不同的環境，甚至跟不同的醫師在一起，會有不同的反應。

我們做針灸的時候，會認為這一針下去是插在某個穴位上，但這部分的作用是有限的。比如，某個穴位是專門治療某個與這條經脈的相關問題，這是現代人的物質層面的想法。但是實際上，這一針扎進去，就像是往湖水裡扔一塊石頭，它的影響是全面擴散的。

所謂生病的人，就像一個湖，裡面可能有太多的水草、垃圾，或者湖水裡有很多的石塊，甚至有一堵牆，當水波碰到這些東西，就過不去了。

每個人的身體有個性化的體質，有物質的結構，也有氣（能量）的結構。如果我的能量結構是一個杯子，幾十年來都是以這個方式在跟外界交流，那麼，我能得到的就只是這杯液體。如果她是一部電腦，幾十年來是以另一個方式在跟外界交流，她能得到的東西就和我不一樣。

真正難治的病，不是它已經長成的物質形態、物質結構，是這些物質後面的能量結構已經固化。如果這個房間的門、窗戶早已封上，我們只能從那個小洞鑽進鑽出，房間裡堆滿的雜物無法搬運出去，也沒有可以流通的空氣，問題就比較難處理。

我們治療的是能量如何跟外界交流的狀態。

元神和識神

我們有先天的元神，也有後天的識神。很多現代人的病，是後天的識神，比如被灌輸的思想、意識、教育和各種資訊、雜訊等太多太強的時候，干擾了先天的元神。

我碰到的一些病人，非常敏感又不夠穩定，容易受到現代社會過多的資訊和各種能量的影響。這種情況，去醫院檢查就會有各式各樣的診斷，比如精神官能症、更年期、憂鬱症、焦慮症……或者中醫說是肝氣鬱結，心氣虛……

對於這一類人來說，如果他能夠早一點睡覺，晚上少用電腦，在自然的環境裡多待一些時間，盡量少去地鐵、商場這些人多雜亂的地方，並保持一定程度的運動量，讓自己的神慢慢地平靜下來，能量就會慢慢地收聚起來，然後一切都會好轉。

所以，一個病人是病在神的層次，還是在能量的層次，還是在肉體的層次，要分清楚重點。有些人因為長時間玩遊戲、上網，甚至吸毒，這些影響了神，才產生了後面能量和物質層面的問題。

左頁這張圖表示的是我們能量的形成，下焦、中焦、上焦的能量合在一起，形成了全身

三焦：氣的生成與輸布

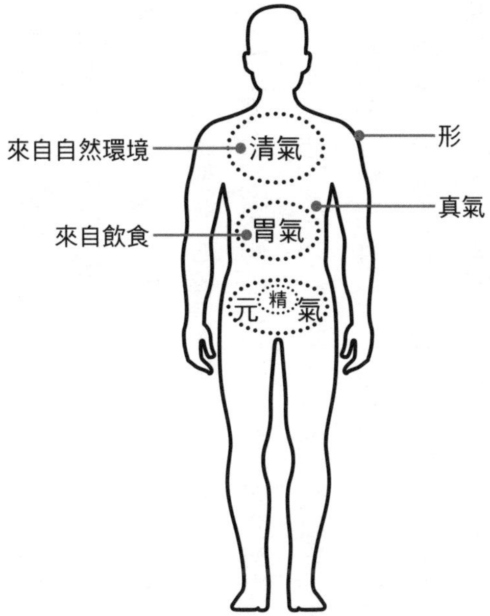

的能量不斷地開闔。我們基於物質層面的理解，把它分為上、中、下三焦，還分為五臟，心在這裡，肝在這裡，好像都是分開的。但是，在古代的中醫眼中，沒有上、中、下，也沒有一個個獨立的內臟，而是一團周流的能量。

比如我們常說的腎虛，其實不光是指腎臟、腰部或小腹這裡虛，其實是身體最深處的能量虛，闔的力量缺失。

再比如，說到能量的運行，人體的能量有一個總體的開闔方向，這個最重要。而具體的肝氣怎麼走，肺氣怎麼走，這是第二位的。能量的總體開闔方向，是夏天開，冬天闔；白天開，晚上闔；工作、玩樂時開，打坐、睡覺時闔；開中有闔，闔中有開……

比如有的人晚上會出很多汗，有兩種可能，第一種是他身體裡有過多的能量，不管是食物能量過多，還是濕熱，還是太多的思考……總之內部能量過多；到了晚上，身體的能量跟著天地的能量一起往內部闔，內部的能量更多了，裝不下了，溢出，汗是其中的一種表現。第二種的原因比較簡單，因為虛而闔不住。

中醫的治療，是恢復人體的正常狀態。正常狀態只有一種，異常狀態有很多種。這些是中醫裡最基本的東西。但是我們現在的治療，往往過於關注各種症狀，然後試圖解決每一個不同的症狀，讓它平息，認為平息了這些令人不適的症狀後，人體就能正常。現在很多教材偏愛重點介紹，比如某個穴位或者某個藥，它是治療咳嗽，或者是治療肺或肺經，或者治療肝或肝經，雖然有參考價值，但這種有局限的解釋和思考方式，容易讓我們陷入一些細節，忘掉了人體的總體方向，忘掉了病症之後的背景。

比如說，一些初學者在把脈問診的時候，他會判斷病人「心氣虛」，然後在方子上加一個藥（或加一個穴位），等到一系列的判斷下了之後，他已經加了很多藥，出來一個很複雜的方子，整體方向已經亂掉了，沒有考慮目前身體需要的氣機開通的大方向。

這樣的方子也許在解釋上、概念上會覺得很有道理，所有的症狀都顧到了，但可能因為總體思路不清晰，大方向沒有找準，病人吃下去效果不一定好。尤其是現代人的病，大多很複雜，虛實、寒熱常常夾雜在一起。

傳統中醫如何臨床辨證

這個辨證過程跟現代教科書不太一樣。比如說，大家常常會聽到這樣的說法：西醫主要是治標而不是治本，它處理的都是症狀，而中醫是治本的。

但是，我們現在教材裡講的辨證，是根據一系列的症狀來分析，這個思維過程關注的是「異常」，而非「本來」。從邏輯上看，還是在失常的結果中推斷它的原因，並非我們常說的「治本」。

在大多數現代中醫的臨床實踐裡，只能說是在能量層面的治療，其實它治療的也不是本，它仍然是在治療一個個的病狀，比如說肝氣淤滯、心血瘀堵、腎氣虛。這還是在治標，沒有治本。在傳統中醫裡，所有這些症狀只是當作分析時的參考。

那什麼是古人說的「本」呢？人體的常態，也就是他神的狀態，整體的氣機格局，能量的虛實、管道是否通暢。

當病人一走進診間，有經驗的中醫就能夠知道他的神是定的，還是震盪的。如果神的這個部分是混亂的，就要先治療，然後再看他是屬於虛或實。

比如他非常虛，身體裡面的能量程度很低，長期下來，身體會形成一個適應低落能量的架構，比如減少遠端的氣血供應，減少較不重要的臟腑氣血供應，這樣久了，身體最深入的氣脈自然會乾涸封閉。

那麼，他所有的症狀都是因為能量虛而逐漸形成的。所以在這個背景下，你看到他肺氣有點虛，脾氣也有點不足，腎氣也虛；因為肺氣比較虛，所以那裡有一些阻塞，有風寒濕、有痰堵在那裡。但這些都是結果，不是原因，不是我們首先要治療的。

人體最基本的能量運行方向就是開和闔，這個開闔的程度如果足夠，會讓身體內部氣血的量和運行達到良好的狀態，反之，足夠的氣血也會支持飽滿流暢的開與闔。所以，當人虛、能量不夠，到了需要開的時候，比如白天或夏天，內部能量不夠，開不出來，代表他體內的風寒濕等東西，就會停在身體的某個地方。

或者是體表沒有能量，手會冷，肌肉也不豐足；或者勉強開出來了，但裡面沒能量了，闔不住了，肚子或者腳就會冷，睡眠也會出現問題。然後，身體氣化不掉的髒東西就會停在裡面，容易過敏、咳嗽、便祕，或者寒濕停在腸胃裡產生腹瀉。症狀看起來完全不同，其實是同一個問題，因為虛或堵，轉不開，也闔不住。

剛才說的是一個倒楣蛋，他所有的部分都受到影響。通常，我們遇到的病人，可能這個人是表層的部分不能開，那個人可能是中焦的濕滯，第三個是深層的血分瘀滯……

我們的三個圈，下焦是最裡面的，然後中焦，再是上焦：下焦有能量，中焦才會有能量，上焦才會有能量，然後才會有衛氣。

最近幾年，我發現大家得的感冒跟以前的不一樣，現在很少發現單純的感冒。以前的感冒通常是下焦還有能量，中焦也運轉得不錯，只是有一些寒濕邪氣在表面，所以只要開一下就行了。方法很簡單，可以喝薑糖湯、拔火罐、扎針、拍打、跑步；用方子的話，可以用柴胡湯，也可以用桂枝湯，其實只要它的方向是開的，都會好。

如果你還能區別出每一個不同的方法或方子，或某一個穴位，它們在開的細節上有什麼不同，那當然是非常好的。但是第一重要的是，你得先知道他現在這個病的本質，身體是需要開還是闔。

能量圖

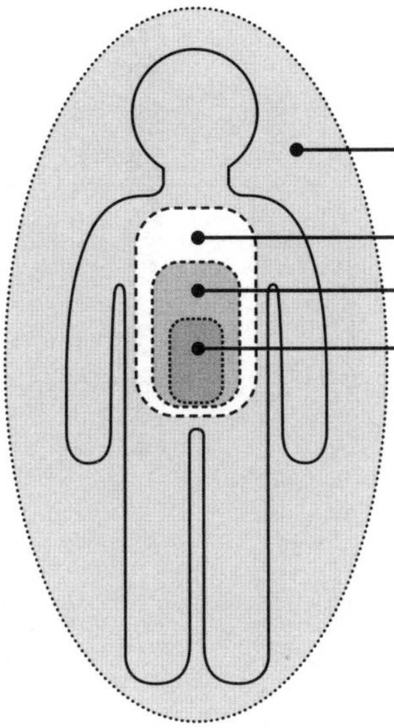

現代人的很多感冒，是人體的下焦或中焦沒有能量了，然後身體本能就會闔，闔的過程其實是能量往裡面收，所以邪氣也跟著往裡面走，產生各種症狀。所以重點不在於他是感冒，還是拉肚子，還是癌症，而是說他現在的能量程度在哪個階段。

某些很嚴重的病人或老弱的病人在某個階段，比如因為天氣、季節、節氣的變化，他最近的能量結構也有相應變化，可能內部的能量多了一些，那個時候反而需要適當地開。如果我們認為他看起來很虛，而去補，可能就錯了，要看當下這個人體的狀態。

我們在治療時，要考慮人體此刻的能量是虛還是實，以及哪部分虛哪部分實，它需要的方向是開還是闔，還有因為能量的虛實和分布，決定了它能開到中焦這一層，還是可以開到上焦表面這一層。

有的人需要開，但他只有不多的能量，還有邪氣。依靠他自己的能量，只能開到某個程度，但是如果我們用藥物或針灸來幫助他，或是讓他泡個腳、洗個三溫暖，開到了某個更高的程度。或許沒留意，開過了，開得太過當然也會有問題。但是人體需要開，你幫它開，總比錯誤地幫它關要好得多。

我說這些是因為現在中醫的診斷和治療，在宋代以後發展得太過細了，常常容易忽略大方向。就像如果我們覺得熱，就需要選擇薄衣服，覺得冷就需要選擇厚衣服，但是現代人可能會先考慮衣服的款式、料子，上面的扣子或者兜子怎麼樣，而沒有考慮最基本的需求。

所以，當你在判斷大方向的時候，要忘掉中醫稱呼這個病什麼名字，西醫稱呼它什麼名字，有什麼症狀，有什麼辨證的分型。

所有疾病只有三個階段

第一個階段，是屬於有能量的階段，很好治。這個階段只要針、藥沒有弄錯大方向，即使不治它，讓他好好吃、好好睡、不亂來，是有可能自己就好的。比如很多慢性病患者，或者是小孩子，他其實有能量，會出現發燒或某些看似「趨重」的症狀，有可能是他身體內部的能量正在累積，準備把邪氣排出去，正在打仗。

但是現代的很多醫師不瞭解這個背後的原因，看見症狀，他會說這是個炎症，要趕緊消炎降溫，輸很多液體，這個治療從能量層面是一個反的方向。醫師要瞭解此刻病人身體內部的能量格局，什麼對它是順，什麼對它是逆，醫師是不能隨便決定方向的，必須站在病人的基礎上，看他此刻的身體氣機需要什麼方向，再幫助他。

到了第二個階段，就有各種可能性了，很多病都屬於第二階段。雖然下焦不足，但還有一點能量，中焦比較差。這樣的能量格局在一百個人的身上，至少會表現出一百種症狀，一百種臟腑經絡氣血的細節變化。

我們治療的大方向，首先還是讓他的神安定，然後告訴他不再損耗下焦的生活方法，小心地吃藥和食物，不給中焦添負擔。這需要一些時間，讓他慢慢地能夠闔，闔到一定時候，身體才有可能開出去，才可以把髒東西扔出去。至於用什麼方法，中藥、西藥、食療，或者心理治療、站樁、打太極、練瑜伽都可以。只要能讓他神定，然後下焦不再損壞，中焦能慢慢地起來，第二階段的人體自然會康復。

到第三個階段，爐子裡只剩下一點點火星了，就像在冬天，寒冷的房間裡只有一個虛弱的人，燈很昏暗，也沒有暖氣。這時候的調理就要很小心了，尤其對虛弱到極點的人，他連扎針都不合適了。當身體沒有能量的時候，你再扎針，想把這一點點的能量調到哪裡去呢？

他已經這樣了，暫時什麼都做不了，因為一不小心就會把那一點火星給撲滅了。所以這個階段如果你給他發汗，或者幫他瀉下排毒，或者給他來個活血化瘀，就屬於過猶不及。當他連正常的飯菜都消化不了的時候，是我們要給他時間，幫他一點一點地轉起來。就像很小心地把爐子裡的火星挑起來，輕輕吹一吹，然後才可以小心地加細柴火，把爐子重新燒起來。

現在的問題是，大多數的情況下，一個個很累的醫師，再走馬燈地應付一個個更累、更疲勞，心裡還有無限牽掛的病人，病人也沒精力去理解醫師到底在說什麼，聽不懂，也不想聽，然後只是寄希望於這些藥，三個月，六個月地吃下去，結果症狀沒有好轉。然後跟診的學生們就在琢磨他到底是肝氣虛，還是腎氣虛、心氣虛，吃黨參好，還是當歸好，還是黃耆好……

其實，人體只要有能量，開始正常運轉了，就會好。因為所有症狀的產生都是邪正鬥爭，所有鬥爭所在的層面和病勢進退的方向，都是由人體的正氣多寡決定的。

前些年，我開始給中醫學院剛剛畢業的大學生，或者想學中醫的成年人上中醫課的時候，我常說，中醫其實很簡單，先忘掉那些複雜的東西，就像先搞清楚這個孩子渴還是不渴，要是渴，給他一杯水，要是不渴，讓他自己安心玩。

至於說合谷穴好，還是太衝穴好，還是外關穴好，這些瞭解雖然也很重要。但是更重要的是，你必須知道這些穴位對於這個病人來說是開還是闔，病人目前是需要開還是闔。所以，即使我們有很多症狀，在第一個階段並不是很嚴重，因為在中醫來看，人體有能量，所以它在打仗，而且往往是勝仗。

很多所謂被中醫或西醫聲稱已經治好的，是因為症狀暫時沒有了。我們以為治好了，其實進入了第三個階段。而有時候，病人的症狀加重了，大家以為治得不對，其實是他在從第三個階段往第二個和第一個階段前進。這就是我們一開始講的勢，發展的趨勢。我們需要分清楚，他已經走在要回家的路上了，還是離家越來越遠了。

所以當進來的病人神很定、思路很清晰，也比較放鬆，代表他的下焦還有能量。我就心裡一陣輕鬆，沒問題，他會自己好的，只要不亂來就可以了。但有時候進來的人，雖然症狀很輕微，但是他的精神很強硬，下焦又虛弱的時候，那就要小心，即使是感冒也要小心。我們治療的都是殘局，一盤沒有下完的棋，必須要看他還剩多少棋子，有沒有車，有沒有炮，還剩多少兵。

所有的治療是基於他本來已經有的資源，才可以去做我們想幫助的事。重點就是，只要下焦、中焦有能量，身體自己就會開。雖然開的時候可能臉上會長皰，可能皮膚會過敏，可能會吐痰，有很多的症狀，但是其實他正在變好，你需要治的不是這些皰，這些過敏和痰，而是幫助他完成這個過程。但是，當他吐痰吐得太厲害，過敏太嚴重了，或者太痛的時候，你幫助控制一下，減輕他的痛苦，這個叫做「度」。但別忘了大方向，不能被這些症狀迷惑了。

醫師看診，通常只能跟病人待十分鐘，最多半小時，會給他開方子，告訴他什麼該做，什麼不該做，以及背後的道理。但往往病人們走出診所後，還是容易按照自己的習慣生活。

比如很多中年男人，肚子很大，他們經商或者坐辦公室，每天都很累，打很多電話，握很多手，不得不一頓頓地喝酒吃肉，或者要寫很多文件。長此以往，到了下午六點鐘的時候，已經很疲勞了，思路也不清楚了，因為他的神、氣都散在外面，就這樣年紀慢慢增大，會容易有高血壓、高血脂，會有脾虛、腎虛、水腫。

我們知道這種情況下他們需要闔，但是，受目前普遍的「健康理念」的影響，往往他們下了班之後，才吃完飯或者還沒有吃飯，就去跑步機上面跑，或者吃完飯去泡三溫暖。當需要闔的時候開，而且開過頭了，很多人就這樣猝死了。

上中醫普及課程的時候，有時候，好學好問的學生們會把老師弄暈掉，他會問綠豆好還是紅豆好，跑步好還是打羽毛球好，靜坐好還是瑜伽好。

大家只要瞭解，所有的運動、所有的生活、所有的內容，其實就兩個方向：開、闔。我們只要知道大方向，細節可以自己選擇，帶著觀察和體會去選擇。當人體在一個開多闔少的狀態時，我們需要小心地保護玻璃杯不要被打破，不要再讓裡面不多的水再晃出來，讓它慢慢地闔……

等下焦有能量了，中焦也開始順利運轉，身體表裡的氣機才會有全面正常運轉的條件，才會從物質層面的腸子、子宮、肌肉、皮膚開始排除各種淤積的毒素。如果在人體的能量沒有讓中下焦運轉正常時，我們先用各種方法通、泄、補，就會效果不好或出現其他的問題。

等到能量漸漸從中焦、下焦充實到了上焦，然後身體上、中、下所有的能量都轉通，像一個圓一樣，所有內外的氣脈都有能量流動。這時候，身體的氣機運轉良好，才有條件把停在各處的髒東西排乾淨，才可以說真正恢復健康了。但是，這對醫師來說有難度，因為這不只是醫師單方面能做到的。

那些非常敏感的人，比如練瑜伽的、打坐的、吃素的，或者有虔誠的宗教信仰的，還有小孩子和身體虛弱的人，他們比較像一個透明的玻璃杯，肌肉不是很結實，思想也不是很強大。所以，保護自己的力量不大，但是因為非常透明，容易接收到很多資訊。

有很大一批被現代心理學界定的病人，其實他們的心理沒有病，只是因為太敏感而穩定性不夠。如果他們能夠時常做一些肌肉的訓練、動態的訓練，幫助他們建立外在的肉體層面的保護層，這樣，精神層面的保護同時也會相應建立。

打坐或練瑜伽，能幫助他們逐漸分清楚那些想法、情緒等反應，是自己產生的，還是受到了外在的某些影響。等到有能力看清這些之後，他們這些身體或心理上的問題很快就會好轉。但是，現在這些人受到中醫、西醫和心理學的過度診斷和治療，陷在「我有病」、「要治療」、「得吃藥」的概念中。

下面講最後一點。

我們說過，關於人體能量的格局和正邪鬥爭的大方向，關於虛和實、開和闔、順和逆，按照《黃帝內經》的觀點，可以透過三個方法明白這些。

第一個方法是透過讀書、思考，透過邏輯去分析，還有望聞問切。

第二個方法是《黃帝內經》說的，透過觸摸人迎、寸口，或者三部九候，直接去感覺能量的象。《黃帝內經》有很多條文，在大學裡被認為是唯心主義，出版前就把它給去掉了。但要學好中醫，這些不能丟掉。它說得很清楚，學習中醫需要打坐，慢慢訓練靜觀的能力，把脈的時候，心要非常的虛靜。原文是「持脈有道，虛靜為保」。那個時候，醫師像一面鏡子，這個病人有什麼問題，不是你推論出來的，不是你猜測到的，它就在那裡，你直接知道。

第三個方法來自《黃帝內經‧靈樞‧九針十二原》。它說，粗大的醫師只關注有形的身體；有精微感知力的醫師，會同時關注人的神。粗大的醫師，只會關注關節和穴位；經過精微化訓練的醫師，會抓住變化的這個機。我們所說的這些關節、穴位，不能被看成是有形的皮肉筋骨，而是看不見的神和氣出入的一扇門。

我今天講到這裡。謝謝大家！

附錄2

經典中醫與現代社會

時　間：二〇一三年九月十三日
地　點：上海三言舍
主持人：睢天舒
主講嘉賓：Dr. Heiner Fruehauf（傅海吶教授，美國國立自然醫學院經典中醫學院創辦人）
客座嘉賓：李辛醫師（上海自道精舍顧問，北京東源文際醫療中心顧問）
主持人：薛史地夫教授（世界順勢療法會中國分會副主席）

睢天舒：各位朋友們，午安！我非常榮幸地代表外灘三號，歡迎大家來參加第三十六次的三言舍。在前三十五次的講座中，有一次是跟醫療和健康有關係的。那是在去年五月份的時候，題目是由哈佛大學教授來做的一次演講，在座的有哈佛大學公共醫療衛生的院長、美國克林頓總統前公共衛生的顧問、哈佛大學中國基金會的主席。

那次的開場白他跟大家幽默了一下：「我知道今天到場的人都有兩個夢想，一是如何活到一百歲，另一個是我們自己和孩子如何進入哈佛大學。」今天的主講嘉賓傅海吶教授跟這兩個夢想都有關係：

第一，他知道怎麼能讓我們活到一百歲。

第二，他曾經拒絕了留在哈佛大學任教的機會，而去完成弘揚中醫的使命。

那一次關於醫療衛生的演講，有一位觀眾問了一個很重要的問題，但是演講嘉賓們並沒有講得很透徹。問題是一位哈佛大學的醫師發問的，他說：「中醫如何在現代社會跟公共衛生中發揮它的作用？」

我想今天的嘉賓會就這個問題展開更有深度、更令人反思的回答。

薛史地夫教授：大家午安！非常高興能有機會和大家在這裡一起探討經典中醫和現代中醫。非常榮幸邀請傅海吶教授和李辛醫師一起來就這個話題進行討論。

首先我想定義一下，「經典中醫」和常說的「傳統中醫」有什麼區別？經典中醫的含義是什麼？我們日常所說的「中西醫結合」和「經典中醫」又是什麼關係？我想就這個問題先給大家做一個陳述。

在西方，經典中醫是屬於另類或是替代療法，它並不具有主體醫學的地位。但是在當今，像北美有七個自然醫科大學，每個都有經典中醫系。

我想請傅海吶教授跟大家解釋一下，如果想進入經典中醫學院的話，首先需要學生寫一份申請書，申請書上要陳述他對「經典中醫」和「現代中醫」有什麼樣的認識，這兩者之間是有本質區別的。首先請傅海吶老師講解一下他對經典中醫和現代中醫（或稱中西醫結合的中醫），這兩個概念有什麼主要的區別？

傅海吶教授：我對中醫產生興趣，是因為自己曾是一個患者，在幾十年前患了癌症，透過中醫的方式治好以後，從此就對中醫非常有信心，而且知道中醫有辦法把一些西醫解決不了的問題解決好。

後來發現，教自己的老師們、看病的醫師，在大學裡反而是生病就吃抗生素或生病就動手術，他們開的藥方效果也不怎麼好，但是這被稱為「傳統中醫」。我分析了以後，覺得近代的中醫學並不傳統，實際上是中西醫結合。

由於歷史的原因、政策的原因，中醫很多精華的東西，像處理迷信一樣，在那個過程中把精華也倒掉了，導致後來臨床效果就慢慢變低了。所以我們在西方建立了中醫系，主要目的是讓學生在學校學到最好的臨床療效，所以把傳統中醫叫成「經典中醫」。

「經典」的意思是什麼呢？我原來是漢學家，有時候就很呆板地從漢字的意義上解釋問題。「經」是個很有意思的詞，它是主線，卻隱藏著，不容易被覺察到，所以永遠不變的真實叫「經典」。比如，幾十年前寫的一部小說，幾十年以後可能就不會有人再看了。而幾千年以後還會拿來看的，就像總是從東邊升起的太陽，這就是經典。

在臨床上，我們都知道自然醫學不僅包括中醫，它最主要的目的是把所有的病都治好，但是你必須要針對個人情況才行。很有可能你找不到合適的療法，不能治療胃潰瘍就用一種藥讓所有人吃。一個治好了，另一個也這樣吃，可能一點效果也沒有。不同的人需要不同的療法。療法也好，中醫也好，都有這個規律。所以，經典中醫診斷的不是物質的東西，而是一個磁場。

「經」也有「傳播」的意思，就像絲綢幾乎看不到結構，卻是由線連在一起的。古人瞭解現實生活有物質的一部分，但物質是由一種非物質的東西和合而成的，它的根就在看不見摸不到的九十九%的暗物質裡面，但現代人總是執著於物質的那一面。

它的根，它的道，它最主要的部分就是在摸不到的那一面。所以，「經」總是把物質的東西跟非物質的磁場連在一起，而且，「經」可以讓未來的人看得到平常人看不到的那個磁場。經典，隨時提醒我們不要老是執著於物質層面，還有更重要的層面。醫師必須要在診斷過程中診斷病人的根、磁場、症，才能把身體的腫瘤消除掉。如果只是把它切掉，後面還會再長出來，因為它的磁場還沒有改變。

我理解的經典，是無處不在，不僅是在物質的層面，更是在氣和神的層面。這是最高的層次。只有治療這個氣，治療這個神，才能把形徹底地治好。

薛史地夫教授：幾千年以來，經典中醫為中華民族的繁衍生息做出了重要的貢獻，尤其是近一百多年來，經典中醫也經歷了很多風風雨雨，跌宕起伏。很多有識之士，像民國初年的張錫純等這些大學問家，總想在西方醫學的強力衝擊之下，想出一些辦法把經典中醫維護下來，他們做了很多努力。

改革開放三十多年來，我們國家也重新意識到經典中醫是中華文化的瑰寶，應該把它好好地傳承，在全世界發揚光大。

李辛醫師以前曾在體制內做過老師，我和李辛醫師在交流過程中發現，他對經典中醫有著獨特的見解和熱愛。就這個話題，想請李老師也談一談我們如何認識真正的經典中醫。如果國家有這個意願和能力來傳承及發揚經典中醫，應該從哪些方面入手做好這個工作？

李辛醫師：經典中醫研究的是關於人的生命活動，研究的重點不是現代人看得見、摸得著的物質身體。我們知道，這個世界所有的一切，包括我們的身體有三個層次同時存在。既有我們物質的身體——肉體，也就是現代醫學研究和處理的對象；還有能量，就是中醫說的氣；還有一個就是精神或資訊的身體。

現代物理學說物質、能量、資訊，其實是同一個東西在不同層次或時空中的三個顯現。所謂經典中醫，是在幾千年前就已經成熟的一門學問，古代人跟現代人不太一樣。古代人的感受有點像現代世界尚未被人類文明充分征服的地區，這些地方的環境和人是與自然天地在一起，沒有這麼多人工的影響。從能量、資訊的角度來講，他們的人與人交流，人與自然交流，是流動的，有生命力的。

生命的運作真相，不是光用概念、圖像和語言就能解釋清楚的東西。生命像交響樂一樣，有它的節律，有它的資訊，有它的感染力。經典中醫研究的是生命無形的能量和資訊的部分，而身為現代人，從小經過現代教育灌輸的大腦，和這個無形的部分，就像一個比較難相容的程式。

用這樣一個物質世界的程式，去研究古代無形的東西，就會出現很多沒辦法對接的狀態，這是經典中醫在現代社會裡的困境。不僅僅是中醫在現代社會的困境，也是西方傳統醫學，比如順勢療法以及所有的民族醫學所存在的困境。

要傳承和發揚經典中醫，可能需要幾個因素：從教育來說，老師首先需要有非常豐富和實際的臨床經歷。我是從中醫大學畢業的，當時教我們的老師有六成到八成較少接觸臨床。

大學裡面的老師分成三類：第一類做臨床，也教學；第二類只是講課和做研究；第三類寫書，然後講課。缺少實踐經驗的老師，只能在文字和文化、理論上傳承中醫，那麼很多精華就會丟失。

第二是教學的方法，目前，國內學中醫都要先學西醫，西醫是關於物質身體的科學，所以我們要學解剖學，要學電子顯微鏡下的微觀物質，要學藥理學、分子結構，要瞭解相關儀器。但中醫研究的是氣，是無形的東西，如何去感受它？如果沒有相關的訓練，是很難體會到的。

這個部分，有傳統的訓練方法，比如練習太極拳、靜坐、站樁，或者琴、棋、書、畫等。學習這些內容，看似和中醫沒有直接的關係，但它可以幫助我們訓練細微的感受力，這部分在中華傳統文化或中國傳統哲學中是合一的。對於僅經過現代科學思維教育的學生來說，如果沒有訓練這些，很難體會到傳統中醫講的是什麼。

如果未來的教學重視這兩樣基礎——有臨床經驗的老師和傳統的內在訓練，我們就能有越來越多的優秀的中醫來傳承和發揚經典中醫了。

薛史地夫教授：自古以來我們有一個說法——醫易同源，被中華主流文化的代表儒家尊稱為「百經之首」的就是《易經》。它對儒家思想的形成和演變，以及對眾多醫療巨匠們的世界觀和生命觀，產生過巨大的影響。

醫聖張仲景在他的著作《傷寒論》前言中就曾描述過：「夫天布五行，以運萬類；人稟五常，以有五臟。」也就是說中華傳統文化「經」的根本就是《易經》，它超脫了我們通常所描述的唯物主義和唯心主義，創建出非常優美的對生命和宇宙詮釋的方法，有人稱之為「天人合一」，又有人把它描繪為「心物一元」。這種宇宙觀和生命觀對經典中醫的形成及演變，一直有著巨大的影響。

這方面，我有幸十幾年前在美國就開始閱讀傅海吶教授書寫的文章和書籍。請傅海吶教授為我們講解一下經典中醫的生命觀和宇宙觀是什麼關係，正確理解以《易經》為本的生命觀和宇宙觀，對認識經典中醫有什麼重要意義。

傅海吶教授：傳統的中華文化可以說是從《易經》這本書中來的。中醫裡也有這麼幾句話，醫者易也，意思就是「醫」這個詞，沒有「易」就不能完全理解它。剛才李醫師也說得非常清楚，它有物質的那一面，有精神和氣的磁場那一面，必須要連在一起，本來是一個東西經過不斷地轉化，只有一個目標是通，無論你怎麼用《易經》，就是讓這三個層次通。

剛才李醫師已經講了，透過自己的修練，在中醫裡面叫練功，比如靜坐、太極拳、導引、瑜伽、琴、棋、書、畫等這樣的方式，就會越來越可以直接感覺到氣，如果能悟道當然最好。我們可能沒有這方面的才能，還差得很遠。

《易經》做為一門科學，也是象徵的意思，所以埃及人也好，馬雅人也好，或是古代的中國人，他們最理解這門科學，中國的漢字每個字也是一個象，它有形象，但是它代表的是一個能量、一個磁場。

「象」本來是大象的意思，古代沒有摩天大樓，大自然生產出來最大的東西就是大象。所以你可能在一個磁場感覺不到，比如讓你描繪一個人是怎樣的，你講半天也講不清楚那個人的體質是什麼樣的，如果你說他跟老虎一樣，透過這樣很具象的比喻，你就會感覺到他的能量。所以古人就用植物、動物來描述天上和地上的一些東西，這就是古人最高的一種學問。

我們在中醫裡所運用陰陽、五行、肝臟、腎臟……中醫說的腎不是西醫所說的腎，中醫只有十二個臟，西醫有幾百個，甚至幾千個不同的細胞組織結構，這十二個臟實際上跟十二個星座配在一起。所以，古埃及人、巴比倫人、印度人、中國人，無論哪個國家的人，你看他們的文化精神，都是以十二個星座為基礎的某一套方式，讓人知道天上怎樣，地上怎樣，人一定也是怎樣。古人把人當成一個小宇宙，用大宇宙的語言去分析和描繪這個小宇宙的功能。

對我來說，這就是經典中醫，要瞭解中醫的肝是什麼，就千萬別搞什麼解剖學或是生物化學，那是瞭解西醫的肝。比如說古人把肝跟凌晨一點到三點的時間相匹配，很多人在那段時間不睡覺，就會影響肝。古人認為，一年當中的一天就是縮小的一年，在古代十二月份的時候，大概就是我們現在所說的陽曆一月份的時候，是一個磁場，那時候天氣比較寒冷，夜比較長，有各式各樣的現象，描述一些動物在這個時段是怎樣的。

所以，古人把肝放在這個位置，透過時間去描繪，用十二個象來描繪這個組織，把十二個臟腑跟中國最主要的十二條河流配在一起，大腸跟長江是配的，肺是跟黃河配的。你想瞭解大腸的時候，不僅要瞭解早上日出和一年中二月份的時候，還要瞭解二月份天上有什麼星象，你要瞭解長江是什麼樣的河流，它有什麼樣的功能和體質。

在古代，大腸、肛門不是不好的東西，最乾淨的東西才能夠接受最髒的東西，而且只有肛門是可以「生產」東西，肝臟、心臟，你看不到、摸不到。小孩到一定的年齡，發現這東西是他生產出來的，就喜歡得不得了，抹在牆上畫畫什麼的。農民把糞便拉到五角場那裡，他們知道這是好東西，又把它撒在田壩上，生長出來的東西再拿到市場上換錢，實際上把糞便轉換成錢了。為什麼上海那麼富有？為什麼整個中國這個地方最厲害，有它的道理，古人那時候已經看出來了，雖然那時候還沒有上海，他就已經知道中國的這個地方最厲害。

最高深的醫學就像剛才李醫師講的，如果你只是從物質方面、解剖學、生物化學去理解身體，那就太簡單了，這意味著你只理解了它的二%，還有九十八%你理解不了。所以，古人把最大的精力放在瞭解它的功能上，德國的一個醫師徐諾（音譯）寫了兩本書，講的也是回歸到中醫的角度。

透過各式各樣的象，描繪十二種不同磁場的性質，用十二個星象來代表十二種不同的星座，我們都知道這是事實。有時候開玩笑，比如我是巨蟹座，巨蟹喜歡在背上帶個殼，牠隨時隨地都可以鑽到那個殼裡面去。所以我喜歡家，這次在外面已經好幾個星期，雖然今天可以跟這麼多優秀的人在一起聊天，又是講一些我最喜歡的題目，當然是一種享受，但是時間長了，我就覺得好像缺了什麼一樣，巨蟹座的人就是這樣的。如果從中醫的說法，我是屬牛的，所以我的命太苦了，假如是屬豬的人就會舒服一點，喜歡睡覺什麼的，我們都能體會到它確實是這樣的。

借動物來描述能量場的功能，古人就是用這樣的圖形、動物，用比較容易理解的事物來描述不容易理解的東西，把它具體化、形象化。現代人的思想都是物質化的，所謂的科學也是這樣，我們知道有能量，卻要用物質的方式證明它，這樣永遠不會瞭解。所以古人瞭解的方式非常適合人類，人類總是執著於物質方面，要讓他跳出這個框框，貫穿到真正根本的事情上，這就是《易經》的方式，用象來代表一個功能。

我們經常誤會說《易經》只是算命的東西，當然它確實也可以這樣用。比如說我的學生也有這樣的，哪怕是再成功的人，突然不知道為什麼要離婚，他根本不瞭解，在這種情況下算一個卦是很神奇的。在這個世界上沒有任何事情是偶然的，包括卦。

我最喜歡漢代的一種由三千零九十六個石子組成，把每個卦象變成另一個卦象，給你說得清清楚楚，裡面是什麼情況。它好像是一堵牆，這是我的現實生活，為什麼在這個狀態，它前面那個氣場是怎樣的。在這種情況下算一個卦，有了象，讓你理解了，就容易接受。這實際上也是心理學，讓你理解為什麼現在這時候掉到坑裡面，為什麼要受苦，當你知道了就不覺得苦了。《易經》的偉大就在這裡，這是大家都缺少的。

薛史地夫教授：幾個月前我有幸和李辛醫師認識，李辛醫師對經典中醫有著自己非常獨到的、精深的研習，他也從事過一段時間的心理醫師的工作。昨天我們聊天的時候，李辛醫師提到一個有意思的現象，當時我是去常熟拜訪他，他就提到這個名字——常熟，肯定和食物有關係的。離常熟不遠的地方還有太倉，太倉剛好就是和脾胃的經絡相關聯，也就是說在長江三角這個地方可以把它理解為中國的胃口，這也是我們天人合一的哲學理解。

在這兒還想繼續請教李老師，您覺得我們目前中醫院校的教育，顯而易見已經把這些經典的、從象的角度理解的中醫，把這些哲學概念當成是迷信，把它當作洗澡水連同水中的嬰兒一起潑掉了。您覺得我們弘揚經典中醫需要做哪些工作？我們要做一個優秀的經典中醫的醫者，是不是要回歸到我們尊重的那些經典中間，完善「象」理論，從這個角度入手才能塑造一個新時代的、具有經典中醫素質的好醫師。

李辛醫師：《易經》是中華文化的源頭，是中國人對世界的看法。

在座各位有很多是商業方面的人士，十五年前在商業界有一句話，如果你有一個好的點子，要馬上去做，不然很快就會有人做。這是為什麼？當你有一個想法的時候，其實是人類的整個意識場到了這個階段，你只是其中的一個接收器，你接收到了，如果馬上行動，你有機會變成比爾・蓋茲，當然，還得有比爾・蓋茲的功力。但是如果你平時因為太忙，目標太集中某一點，而忽略了其他的資訊，就像收音機一樣只找你想要聽的東西，就會忽略掉某些你更需要的東西。

不管我們是從事科學研究，還是商業、醫療，或者擺攤賣豆腐，當我有一個想法，比如三年後我希望能達到什麼目標的時候，這個念頭已經把此刻和未來緊緊連在一起了。這是一切的開始。然後，無形的能量和資訊以這個原點為中心，開始聚集起來，最後就會實現。人生中所有的事情都是這樣的，我們的念頭決定了我們的人生。

最近，有很多朋友說睡不好，還有很多朋友覺得喉嚨有點痛、有點乾，有上火的感覺，臉上會很熱，有的人還有比較嚴重的鼻子不舒服。如果我們對於這個世界的認識只是物質的、肉體的，或者只停留在身邊的這些物質層面的東西上，就會說這些問題的原因，可能是病毒或細菌，或者可能是食物，那我們可以選擇干預的方法是非常有限的。

但如果我們知道每個人像一個個同心圓，我們有肉體，有能量的磁場，有精神的磁場，精神、意識的磁場可能會很大，也許通往全世界，甚至超越太陽系，也可能只是局限於我家的房子裡。這個完全取決於自己。

除了自己，我們的家人、屋子，再往外擴展，還有上海、中國、亞洲、地球，還有太陽系、宇宙，如果我們能意識到自己是跟一切同時存在的時候，才可以說我們離古人講的經典有點近了。

上個星期剛剛過了白露，是秋天的開始，以中醫的觀點來說，它代表天地之間的能量在往回收闔，相當於一家大公司的資金正在回籠，所以在這個階段，地球上正在經歷秋天的這部分，人身體內部的能量是在增加的狀態。

這是一個好消息，我們度過了難熬的攝氏四十度的夏天，那是一個極大的開，是大量的往外投資。如果沒有足夠的能量，今年夏天是非常痛苦的，會撐不過去，資金鏈會斷掉。

在中醫來看，今年夏天倒下的人，其實是他身體內部的能量資金鏈斷掉了，至於斷在心臟上，還是肝臟上，還是大腦上，這些只是最後的結果，不是原因。

為什麼這個秋天我們容易上火呢？其中一種原因，是因為我們生活在上海。上海是一個非常現代的城市，充滿夢想、發展迅速的大城市。當夢想太多、發展太快的時候，這個地區所有人的精神能量場都是向外發散的，雖然我們內部的能量還有，但是很難把它收在裡面，它容易往上往外散。這是五運六氣之外的另一個主要的原因。

如果發生這些症狀的人，居住在農村等自然力量比較強的環境，比如黃山、武夷山，這些升浮在上的能量就比較容易回歸到身體的深處。所以在中醫來看，它只不過是一股能量在身體內部是否充足、分布是否均勻、流動是否通暢。能量沒有好壞，只是看人體有沒有很好地運用它，這些因為淤堵而不均勻的、錯位的能量，如果按照現代醫學的命名和理論來看，就是咽喉炎、鼻炎、失眠、過敏……需要被消滅。

說到《易經》，剛才傅海吶教授舉了很多例子，這些例子在傳統文化或傳統中醫哲學當中的概念是非常有意思的——秩序。「秩序」這個詞比較多見於西方，西方人講究秩序，但是從左頁的這張圖可以看到，中國的傳統在講一個更大範圍的秩序。

我很喜歡聽經典交響樂，交響樂有各個聲部，有時候一首曲子演奏得不好，不是小號壞了或是鋼琴有問題，也不是第一小提琴手和第一小號手的技術問題。都沒有問題，為什麼演奏出來的曲子不好聽？

我記得最不滿意的一次音樂會，是在大學的時候去聽德弗札克（Antonín Dvo ák）的〈自新世界交響曲〉（New World Symphony）。這是一首非常有力量的曲子，但是那天的指揮差了一口氣，曲子應該到某個高點的時候，她的指揮到不了那裡。

這個就回到了我們最開始講的，生命跟音樂一樣，是一種節律，它需要一定的質，需要一定的量，需要一定的力道。生命或者某個曲調得以和諧的重點，不是哪個樂手個人表現得

醫易時空圖

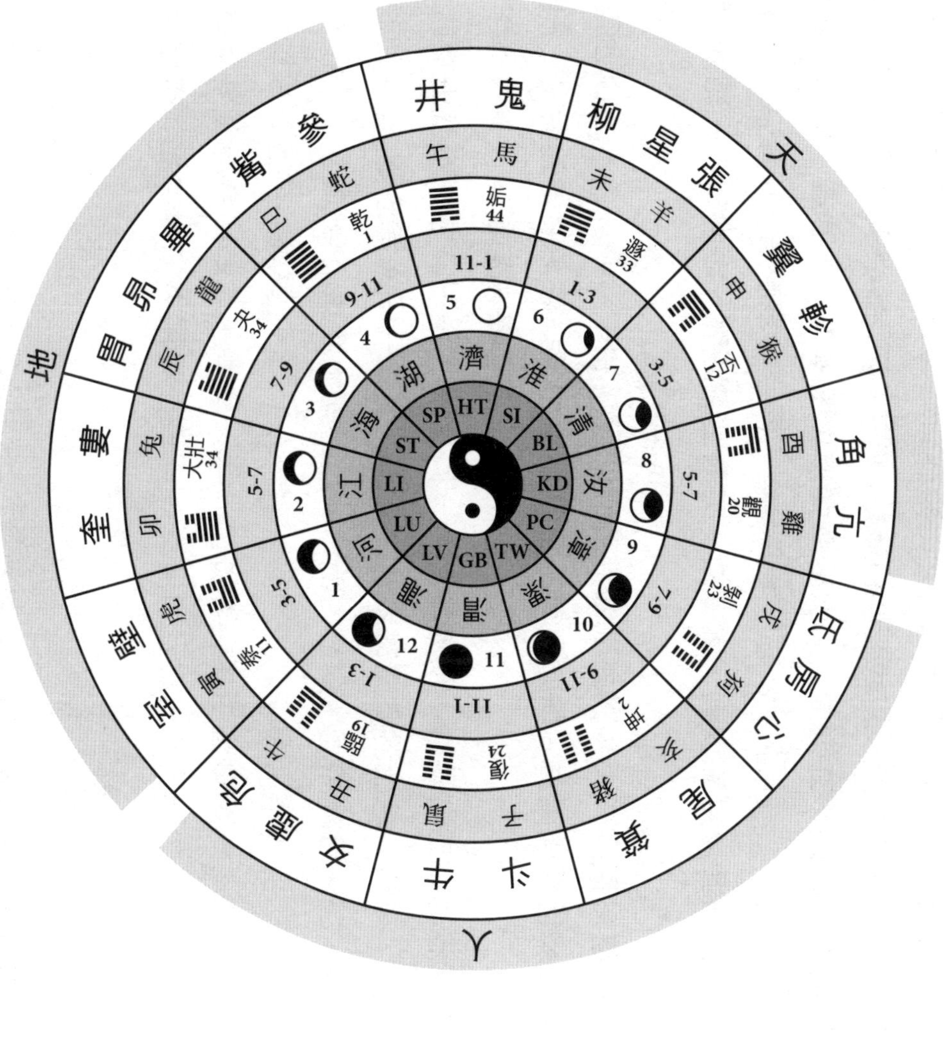
天
地
人
井 鬼
柳 星 張
翼 軫
角 亢
氐 房 心
尾 箕
斗 牛
女 虛 危
室 壁
奎 婁
胃 昴 畢
觜 參
午 馬
未 羊
申 猴
酉 雞
戌 狗
亥 豬
子 鼠
丑 牛
寅 虎
卯 兔
辰 龍
巳 蛇
姤 44
遯 33
否 12
觀 20
剝 23
坤 2
復 24
臨 19
泰 11
大壯 34
夬 34
乾 1
11-1
1-3
3-5
5-7
7-9
9-11
1 2 3 4 5 6 7 8 9 10 11 12
濟 淮 清 汝 漳 瀆 渭 澠 河 江 海 湖
HT SI BL KD PC TW GB LV LU LI ST SP

有多好，而是需要在合適的時候，以最合適的方式參與到整個合奏當中。這也是經典中醫的一個重要觀點。

薛史地夫教授：我們把話題從哲學往臨床上引一下。一九七〇、一九八〇年代，在尼克森總統執政的時候，當時美國的癌症發病率急劇上升，尼克森總統在國會做了一場鏗鏘有力的演講，這個演講題目就是《向癌症宣戰》。

他總是有一種心態，「如果我聚集到一定的社會資源和知識、有能量的人物，我們就可以做到一切」。當時尼克森宣戰的戰書下了以後，國會給予非常積極的迴響。隨後，成立美國國家衛生研究院，經費由國會直接批下來，還成立了癌症研究院，當時這種非常樂觀的心態，好像可以讓我們在數十年之內徹底征服癌症。

幾十年過去了，按照前幾年美國疾病管制與預防中心的報告，現在癌症的發病率仍然在往上走，根據他們的預測，如果今後十年按照目前癌症發病趨勢，有可能四成的民眾將會得不同種類的癌症。

前一段時間，我讀了一份報告，說國內的癌症、糖尿病、冠心病在大幅度上升，其中還用了一個非常具體的詞描述：「疾病將會面臨一種井噴式的增長。」

社會上對經典中醫有一種偏見，總是認為要戰勝像癌症、糖尿病、冠心病這樣大的疾病一定要在西醫院，因為他們有最先進的檢測技術、最優秀的診療方法和最出色的醫務團隊。

但是如果我們仔細學習歷史，就會發現無論是古代還是當今，那些堅守經典中醫精神的醫者們，利用經典中醫治療好了大量的、嚴重的現代疾病。

傅海吶教授就是很好的例子，他從芝加哥大學東方文化系畢業的時候，已經拿到了哈佛大學的聘書，這個時候他得了癌症，就像他說的，這個世界上沒有任何事情是偶然的。如果他當年不得這個癌症，可能我們今天就沒有機會請他來這裡做演講，他利用經典中醫和對經典中醫的執著，在老師的指導下為自己治療，很顯然，他戰勝了癌症。

所以我的下一個問題，是想請他們談一下社會上對經典中醫的偏見，當我們面臨像報告中描述的這種井噴式的癌症、糖尿病、心血管疾病增長的同時，經典中醫可以扮演什麼樣的角色？它可不可以為我們新時代、新醫學的構建，發揮積極的作用和影響？

傅海吶教授：現代人確實活得很危險，因為我們太相信機械化的東西，當然，我每次坐飛機的時候，都覺得這是不得了的發明，這麼重的東西還能在天上飛，甚至人還能飛到月亮上，這在古代是不可思議的事情。但是飛機也好，汽車也好，我們的身體病了，再發達的醫院，裡面有再光滑的玻璃瓶，有再貴的儀器，它不能掩飾一個現實：我們對生命的功能還知道得太少。

所以美國的心臟病、糖尿病、癌症是最大的健康問題，在美國的死亡率最高。到醫院吃西藥、動手術，雖然沒有誤診，是正確的診斷，但是就這樣死了，這些被證明是第三位的死亡原因。

當我自己得了癌症進醫院，那時候我還不是醫師，到裡面很害怕。因為醫師確定，如果我不動手術，不做化療，肯定要完蛋。後來我看了一些其他的治療方法，發現我還不一定會死，當時我有了很強的信心，我沒有選擇西醫。

我家人雖然是西醫，但是他因為瞭解而對自己的行業有很深的成見。我的祖父相信，照一次X光，對後代在三百年以後還有損害；我父親認為吃一次抗生素，一輩子都要受折磨，雖然沒有那麼嚴重，但確實是我經歷過的。有一次，我父親不在家，我得了鼻炎，到他朋友那邊去，他馬上給我吃止痛藥，後來就有各式各樣的問題出來，幾十年，一直到後來我得了癌症。所以中醫的觀點，本來是身體外層很簡單的疾病，但是走到血液裡面就會變成複雜的東西。

開個玩笑，你到一個再高級的醫院，讓一個不認識的人給你做心臟手術，把刀子放在你的心臟上，如果不是透過某種方式瞭解他，你不會讓他給你做。你天天看電視裡說西醫怎麼科學，你到醫院去，確實能看到一些貴重的儀器。

雖然中醫跟那些比起來是比較土，還用一些奇怪的方法，用什麼蛇皮之類，但以我自己的體會，只要診斷對了，不一定是用中醫、順勢療法，所有自然的療法，只要你真的把氣場的品質做對了，奇蹟就會出現，這並不是每個醫師都可以做到，需要有高級的水準才行。所以中醫標準化其實是一個問題，現在有這個水準的真正人才是比較少的。

有時候是因為自己的運氣好，那麼多癌症患者因為做化療什麼的頭髮都掉了，而我的病情卻恢復得很好。

還有另一個病人，他八十多歲，因為妻子直接死在手術臺上，他很害怕，讓我給他試試中醫。我說我沒有治過這個病，但是願意試一試，一個月之後，他的腫瘤就沒有了。他之前的醫師都不相信，就說一定是片子拍錯了什麼的，他們不會打電話給我，不會問我到底是用什麼樣的方法產生這個奇蹟。他們喜歡相信一個模式，不喜歡改變，越老的人越不喜歡改變。

我們最害怕的就是這樣的人，鑽到一個模式裡面跳不開。人越老越應該跟小孩子一樣，什麼都是好玩的，不要老是一個觀念。我喜歡愛因斯坦，他就像一個小孩子一樣，非常開放。他上一個廁所突然有一個想法，「自由相對論」就出來了，因為他有修練的模式。

我認為不一定是西醫不好，中醫就有辦法，要比較磁場、能力，從整體考慮人體。無論用什麼辦法，心理療法或是其他各種方法，比如「說病」，你得了一種什麼樣的病，我能用一句話把得病的原因說準確了，你的病一下子就有很大的改變。我給你用順勢療法，用了正確的藥物，你的病突然就會改變。在中國也會有這樣的報導：農村的一個老太婆已經是癌症末期了，自己燉山藥或花椒什麼的，後來就吃好了。因為非常對她的症，這麼簡單的東西就能救她的命。

沒有任何病是不能解決的，你要相信大自然的規律，相信自己身體裡面的情況。假設你自己已經病到很嚴重的程度，西醫承認已經沒有辦法了，你可能會害怕，因為他（西醫）要賺錢，所以照樣給你用很厲害的化療手段，那就對你只有副作用，沒有好處。絕對不能那樣做，只要你還活著，就要想想其他辦法，說不定還能找到好辦法。陰陽學就是這樣的規律，現實世界能長出這樣的病，不可能沒有它的治療方式，因為萬物都是一個平衡法則。

一九二〇年代，中國有一個偉大的科學家在巴黎寫了博士論文，他根據《易經》算出來整個宇宙不平衡。他發現星象的重量算起來這裡太重了，那裡還缺一個東西，所以應該有一個沒有發現的東西在那兒。果然過了五十年，發現了之前沒看到的，在他說的那個位置真的有一個星體在那兒。

在醫學領域，雖然我沒有把握，還是一個很可憐的醫師，沒有摸索到很好的辦法，但是像這樣的病人在幾星期之內就能好。你只要看到我這個例子，就知道人的本能是這樣的，你有這個可能性。

所以不要把人的希望毀掉，這是當醫師最重要的。我覺得西醫也好，自然療法也好，中醫也好，醫師要讓病人有希望，他們內在還有生命的力量，就不要把他毀掉，這是非常重要的。我自己曾是癌症患者，在醫院最害怕的就是醫師怎麼毀掉我自己的生命。這是我跟你們分享的一些自己的淺見。

薛史地夫教授：傅海吶教授和李辛醫師反覆提到一個詞叫「順勢療法」，可能在座的很多聽眾對這個詞不是很瞭解。

順勢療法是兩百多年前，一個德國醫師在總結了西方自然醫學幾千年演變的精華基礎之上，所完善的一種類似於中醫的自然醫學流派。順勢療法和中醫最大的相似之處，就是對生命力的認同。人除了生理和解剖結構之外，肯定還存在一個自我恢復、自我完善的機能，順勢療法和中醫都非常看重這種機能，認為它是我們戰勝所有疾病的根本，值得我們保護它、完善它，而不是過早地宣判死刑，不管你得什麼病，總可以在大自然中找到解決管道。

我知道李辛醫師周圍聚集了很多的學生，我也和您的很多學生聊過天，您在治療疑難病症，包括絕症方面展示了很高的醫療技術。還是回到我們剛才的課題，報告中描述國內現在面臨井噴式增長的疾病，像癌症、糖尿病等，在這些威脅人類生命的疾病面前，經典中醫的作用是什麼？我知道您原來也在體制內工作，後來獨立出來了。

李辛醫師：大家都很怕癌症，醫師其實也很怕癌症，因為癌症是一個生命或者它的生活，到了儲備和內部的調配能力幾乎沒有的時候，這個人體為了活下去而產生的一個反應。打個比方，在座的朋友可能有經營公司的，公司除了有看得見的辦公室、桌椅板凳、電腦等硬體，最重要的是有企業文化、團隊精神。一個健康的人體，內部也需要能量的和諧，也需要精神的穩定。

癌症是什麼情況呢？癌症分為兩種，就像一家公司，一種癌症是它的資金鏈不差。人看起來很健康，平時很少得病，即使已經診斷得了癌症，醫師說他只能活三個月了，但是他身體基礎還非常好，精神也還穩定。在中醫來看，只是氣脈上有堵塞和不平衡。這類患者的康復機會是很大的。

另一種是這家公司由於多年的不健康營運，資金鏈已經很糟糕了，欠了很多錢，沒有儲備金，現金流也沒有，還要繼續支撐下去的狀態。除了沒有錢，公司進出貨的管道不通暢，進的貨不對，也賣不掉。這樣的身體既沒有能量，又不通暢。

一般來說，這樣的人在思想上可能會存在一些特別偏執頑固的想法，或是非常強勢的狀態，或者在情緒上可能有過很大的創傷，某些部分被封閉了。

在中醫看來，如果你有一個精神領域是封閉的，那麼，你跟整個世界的互動就有一個領域是封閉的，身體的氣脈在這個部分也相應是封閉的。當外在的大環境運轉到一個不利的時空，剛好相應或加重了你封閉的那個領域，就有可能出現大的疾病。

一個既沒有能量，氣脈又不通暢的病人，如果再加上精神有嚴重偏執或者心存恨意，或者他受到了來自醫療權威的毀滅性的恐嚇和打擊，堅信自己只能活幾個月，再也不相信有其他的可能性，不願意尋找其他出路，或者不願意改變自己的生活，他因為連三年後的計畫都早已安排好了，仍然要在原來的軌道上運行，要寫多少報告，要見多少人，要調動多少資金，這種情況下他真的時日無多了。

這兩種癌症，從中醫的角度來看區別很大，雖然西醫的診斷都是癌症，有切片報告，有X光片，但第一種情況的能量水準和精神狀態還是穩定的，這樣的人如果能夠立刻改變自己的生活方式，合理飲食作息，減少過度勞累，用傳統醫學治療，保護生機，他生存的可能性是非常大的。這類癌症患者，往往會創造出西醫認為的奇蹟。其實是他本來就有的生命力在幫助他進行正常的運轉，把這個癌症給消化掉了。

大家害怕的各種病，簡單講，就是我們以一個相對封閉，或者偏執，或者錯誤的模式生活了很多年，但是我們沒有意識到。生命為了延續，就要過早調動儲備，接錯線路，封閉身體的某些區域。就像電影裡機器人沒有電了，臨時接一下線，還能繼續打仗，但是這樣會導致身體自然的恢復功能壞掉，就發展出癌症或其他重病。當到了癌症這個地步的時候，大部分的中醫和西醫都會覺得很難，西醫只看到癌症是最後的階段，所以他能夠處理的思路和方法就只能是這麼窄的角度，非常有限。

如果醫師堅信病人的生命只有三個月，反正沒有辦法了，不如試試傷害很大的化療和放療吧。這樣的診斷、預告和建議確實會給病人帶來巨大的壓力，說得不好聽，這更像是一個阻礙生命延續的魔咒。有一些不善於獨立思考、尋找出路的病人會被嚇到，甚至有在聽完報告之後直接癱軟，幾天內死亡的。

所以，我非常同意傅海吶教授說的，不要把人的希望毀掉，醫師要讓病人看到希望。這是生命力可以延續下去的一個重要前提。

薛史地夫教授：李辛醫師剛剛說了一個新的話題，健康和情緒、心理有關，社會變革造就了很多的壓抑和焦慮。在西方，有心理疾患的患者比例是透明的，很快就公布了。我們不知道中國到底有多少人得了極度憂鬱症，或者類似憂鬱症這樣的精神疾患，不管數目多少，但都反映了在急劇變化的社會形態之下，存在著精神危機。

我們再請兩位談一下，是否在經典中醫裡有可以挖掘的資源，來幫我們應對現代社會中間的形形色色的、眾多的精神疾患。

在美國國立自然醫學院經典中醫學院，傅海吶教授和他的同事、學生們、自然醫師們，非常認真地研習由宋代大儒朱熹的性理學派沿襲下來的病理療法，在大學是非常受歡迎的。但是在國內很多人還不是很清楚這一類從心理上進行調解的方法。所以，請傅海吶教授談一下，在經典中醫裡還有哪些資源，比如性理療法之類的可以挖掘，讓我們更有效地應對或遏制這樣不斷上升的精神疾患。

傅海吶教授：這是非常有意思的問題，我們在西方學中醫的人，總是認為中醫裡心理學的元素太少，雖然它有七情的概念，一些不良的情緒，比如怒氣、怨氣、恐懼，對身體產生不良影響後，好像沒有具體的方法讓你克服或是治療。但是，越來越多的現代人喜歡看中醫，因為看西醫只給你看幾分鐘，看中醫的時間就長一點了，有足夠的時間交流。中醫會關心你的心情、精神狀態、生活方式，還問你一些家裡的其他情況，西醫這方面就太薄弱了。

對中醫感興趣的人，他是對中醫的整體觀感興趣，就是對我們前面說的磁場和中醫裡說的「神」感興趣。按照中醫的理論，你的形體是由氣場所決定的，氣場是由你的精神所決定的。所以，這是中醫最高的層次，是它的最根本因素。

剛才說到癌症，我有這樣的經驗，你有一個物質性的，不屬於身體本身所有的東西長出來，它是一個象，是由精神因素或是某一種不良情緒的外在表現。

西醫只是把它切除，不把根本原因改變，它過兩天還會再長，但是反過來你不切除它，只是把心態改變了，它就會不長了。在整個宇宙中，你在生活中扮演什麼樣的角色？你到世界上的目標到底是什麼樣的？你是賺錢，還是為世界做貢獻？你跟妻子是什麼關係？跟孩子、父母是什麼樣的關係？如果在這方面有非常大的改變，可能再重的病在兩個晚上之內就消失了，我們看過這樣的情況。

理論上，我們都知道只有精神上有改變，你的身體才有根本改變的可能。但是，在中醫院校裡沒有這樣的課程。我感謝師兄劉力紅寫的《思考中醫》那本書，他也有一樣的想法，他不斷在尋求這樣的療法。中國最寶貴的就是人多，但同時這也是它的問題，民間寶貴的東西太多了，包括在東北還繼承下來這麼一個「說病」的療法，也在農村不斷地推行。

從孔子開始認為，人的本性都是好的，儒家所說的「德」，宇宙有個無限的能量場叫「道」，但是用到人的身上，你要進入這個「道」場，必須要透過「德」才能得到這個能量，所以「德」是非常具體的東西。在漢朝的時候，道分成六個不同的部位，在個人生活中可以追求。

人有五德。可以表現出來是屬木的，就像春天一樣給你溫暖，給你生命的，就是「仁」。第二個屬火，那就是禮貌的「禮」。來到你面前最禮貌的是我們跟宇宙的關係，宇宙給你送來一個癌症或一場車禍，你說我很不喜歡，那你就很不禮貌了。我得了這個病，我想著怎麼面對它，這個就比較有禮貌了。

過去那些偉大的人，像林肯、拿破崙都不在了，我算什麼，我肯定會完蛋……這樣想，反而你的病會好，它就變成很大的能量。現代人，包括我自己是沒有禮的，對什麼都是有抱怨的，什麼都是不喜歡的，一會兒是空氣不好，一會兒是別人怎麼樣，反正就是受不了。

第三個屬土，非常重要的「信」。信就是一個人、一個言，這麼個意思。

第四個屬金，是講義氣的「義」。這個字也很有意思，「義」是一個小我上面有一隻羊，所有美好的東西，包括「美」這個字都是有羊的成分。為什麼呢？因為在古人眼裡，最醜陋的是自私。羊是最不自私的，一個是牠喝奶的時候是跪下去的，我們家養的羊也是這樣的，牠不跪下去喝不了奶，看上去是非常可愛、非常感人的畫面，牠是有孝心的動物。

要殺動物的時候，動物會有感應，其他動物又哭又鬧的，只有羊在排隊，你殺牠的時候，牠沒有意見。羊不會鬧，你抱一抱牠，牠還是會非常願意犧牲自己。所以義就是人要講義氣，要願意犧牲自己，首先要為別人著想。

第五個屬水，就是「智慧」的「智」。這個字也挺有意思，上面是知道的知，下面是太陽（「日」）。所以，孔子講「三人行必有我師」，兩千五百年前最厲害的學問家都這樣說，所以這才是真正的智慧。你把自己放在最低的地位，才是最聰明的人。你認為自己有三個博士學位就一定很聰明？那不是真正的智慧，水往低處流。

這五個東西我們本來就有，我們在別人的行為裡看到了，就願意跟他學習，我們進入後，內在就會有一個能量出來，這不是精神上的幻覺，而是一種任何醫療藥物都比不了的東西。所以心理治療很簡單，每個人身上配有跟宇宙一樣的五種能量，但是它容易被不好的東西覆蓋住。

不好的東西就是我們的情緒，怒氣是屬於火，最不好的就是怨氣，就是什麼事情來了總認為不是我的過錯，都是別人的過錯。還有個最不好的情緒是「煩惱」的「惱」，我的理解是對什麼事情馬上下結論，好像什麼都分析得清清楚楚，但是很傷人。

當我們把這些東西排出去後，本性自然而然就出來了。事情怎麼樣，到哪個地方，就不覺得是痛苦，是一種樂趣。農民會更接近這個狀態，知識分子腦袋裡面裝的複雜東西太多。

我們不瞭解自己，什麼事情都要有個解釋，我為什麼這樣想？我為什麼這麼做？我是為了你好才這樣做，但實際上是你自己的情緒，這些不好的東西讓你這樣做。

說穿了要「真」，讓你當一個真人。在西方也有這樣的療法，首先是不怨人，第二是承認錯誤，這是最根本的辦法。

比如我們關在這裡一個星期，你是一號，他是二號，我是三號，有一個題目「你跟你父母的關係」，你把什麼不好的事情都說出來，什麼祕密都不留，你說出來別人在聽，等於是你在跟宇宙認錯。

古人很聰明，你做錯了什麼就寫到玉片上，把它丟到河裡或者扔到山裡，你的心就乾淨了。現代人不這樣做，不會把自己關到一個屋子裡，跟神承認錯誤什麼的，實際上這是很科學的方式。我們的腦子裡裝的不好的東西太多，想法太多，但還是認為自己是對的，這個負擔就太重了。

最後舉個例子，我的一位學生很喜歡這種療法，但他們自己也不太懂，剛剛才學好，但是這位學員很誠懇，他們在那邊辦了一個班。我有位病人，已經治療了好幾年，情況還算比較滿意，後來經過兩個星期的治療，突然他全身疼痛、嘔吐、痙攣，他當時覺得自己可能就要完蛋了。他參加那個班之前，腎外面長了一個很大的腫瘤，已經動了五次手術，醫師說這次不能再動手術了。

後來，他再去醫院拍片子，醫師說你這個病一定是搞錯了，你沒有來我們這裡治療過。病人一開始不相信，一年以後又拍片還是沒有，他才跟我說現在完全好了。

這是一種用藥物很難達到的效果，而且這麼快，兩個星期就好了，因為他的精神有很大的轉變，他的身體才會跟著改變。所以不要迷信什麼外面的醫療技術，跑到很遠的地方，像德國、瑞士，用先進的技術什麼的。好的藥在你自己身上，要相信自己精神的力量，一切都已經有了，但是你在恐懼的情況下外求就很危險。

薛史地夫教授：我和兩位老師準備了很多內容，但是很遺憾時間已經不多了，所以我想把最後的時間留給傅海吶教授，給大家做一個今天三人談主題的總結。

傅海吶教授：今天的主題是傳統中醫在二十一世紀還能發揮什麼作用。現在科學這麼發達，我們這些土辦法還有什麼用，傳統中醫這幾個字，所有解釋的內容都在裡面。

前面說到傳統中醫和傳統中華文化的內容就在《易經》裡面。功能、氣場、神之類偏無物質的在左邊，身、形等偏物質化的在右邊，也可以說本在左邊，標在右邊，它們是並存的，而且左邊比右邊更重要一些。

這兩個地方中間有一堵牆，不容易突破的牆，我們凡人總是執著在右邊的層次，希望什麼東西都變成金子，自己的孩子抱一抱也變成金子，最後就死在這個層次裡面，所以現代人的危險性就在這裡。

中間這堵牆我們突破不了。我們所謂科學的方案，是用右邊的顯微鏡這類東西來分析物質，而最重要的是讓這兩處貫穿，「傳統」的「傳」，也就是穿過去，從天到地的穿，「統」

也可以用另外一個「通」來代替，「傳」是從左邊到右邊，「統」是從右邊又回歸到左邊。

怎麼貫穿？「中」字最重要，為什麼中華文化選了中，中醫也是選了中，沒有這個中，左邊和右邊貫穿不起來，本和標也貫穿不起來。所以，我覺得傳統中醫對現代人最有用的概念就是整體觀。

「整個」就是我們的世界，不僅是形和器。為什麼把它叫成「容器」的「器」？西方現代最有名的哲學家，他說什麼東西都是由功能定的，比如一枝筆，我用它寫字，它就是筆，用來戳你的眼睛就變成一個傷害人的凶器。所以容器的作用，是要「容納」某個東西才能叫容器。

古人描繪物質，包含神，包含能量，包含光明，如果你只是把它當成一個死的東西，用錢來衡量，就出問題了。所以為什麼有那麼多憂鬱症，有那麼多自殺的人，包括非常有錢的人，買一部豪車能給你帶來幸福嗎？它裡面有什麼？

這個東西只是很小的一部分，不能給你帶來真正的樂趣。中華傳統文化所說的快樂有區別，快感在右邊，真正的樂趣在左邊，物質的東西可以給你快感，但你沒有辦法把它和左邊的道和氣連在一起。你的容器裡是沒有東西的。為什麼建一個屋子，不能用塑膠等這種不自然的東西建起來。這個東西是不能包含光明的東西，它不是容器，是假的物質。

所以傳統中華文化和真正的中醫就要把左邊和右邊，把道和器貫穿起來，而且這是修練中的樞紐，因為這個修好了，有一個感應的東西，有一個開關在那裡。

你可以說左邊是本，右邊是標；也可以說左邊是祖先，右邊是孩子；也可以說是老子在

《易經》把現實的世界分成5個部分，
有道的層次、氣的層次，以及象、形、器的層次。

道－氣－象－形－器

左邊，道是我們真正的祖先，子在右邊，我們都是宇宙的孩子。所以老子的書實際上也包含這兩個意思，你把老子這兩個字放在一起就變成儒家最重要的「孝」字。孝還有一個意思，就是順著宇宙走。

把左邊和右邊放在一起，就體現一個忠，忠在日常生活中，用儒家的觀念就是孝。我是大宇宙的孩子，來到這個世界上不是自己玩得高興就可以完成任務，我要拚命利用在這個世界上的時間，為了其他的人，為了宇宙做一些我能做的事情，這就是我所理解的「孝」。它可以打開，真正的能量也可以進來。所以心理療病的方式也是這樣，首先透過孝來打開這個開關，把這些不好的東西沖走。

疾病，疾就是身體外來因素引起的問題，病更主要是道上面的問題，是心裡的問題。有身體疾病和心理疾病，精神有問題才導致身體有問題。

西醫所研究的是摸得著、看得見的，中醫關注的屬於形與氣的範圍，更重要的是氣場，而且是跟大宇宙合為一體。我們現在在「氣」的層次，形體就不是那麼重要，每個人都是在最上面的層次。你看一個人就看到他這部分，形體就完全消失了。

到了最後「道」的層次，在這個層次上每個人都是一樣的，我們都是聖人。理論能覆蓋很多的東西，如果我們能把它去掉，我們什麼病都會好。

古人透過他們的哲學和宇宙論等具體的方法，為我們提供了一些現代科學和醫學提供不了的東西。現在讓我最害怕的是，由於在網路上什麼都查得到，什麼資訊都有的時候，把最寶貴的東西遺忘了，失傳了，這是我最著急的事情。

希望能多一些可以教也願意教的好醫師。中醫界有些人很保守，不願意把東西教出來，我希望把面臨失傳的中醫以一個國寶的方式傳下去。

聽眾：我也是外國人，也在上海中醫大學學過中醫，現在我自己開的門診部，已經十年了。

我想問一下，如果經典中醫的療效這麼優秀，很多其他的醫療大學都在研究，中醫在國內國外都做了很多研究。如果它真的有這麼偉大的療效，為什麼這麼多的癌症病人或者其他嚴重的病人，還是不知道找中醫，為什麼那麼多醫師到現在還不知道怎麼利用中醫理論做更好的醫師，幫助更多的人？

我覺得中醫的宣傳和推廣在自己的國家就沒有得到支持，中醫沒有更好的辦法把它傳播給別人，我覺得很可惜。為什麼人們都不知道這個資訊呢？

傅海吶教授：我想到兩種方式的回答，一個是在某一方面有痛苦的人，無論怎樣他還是會找到我們，因為這個東西是有療效的，可能別的醫師不會講，但是病人自己持續有痛苦會告訴醫師的。

中醫是很好的行業，我們那邊有一所很大的西醫大學，我們也經常去那邊講課，聽課的醫師都說你講的這個東西有意思，我們感興趣，但是我的病人不願意用其他的方法。

根據我的經驗，我不認為自己是一個好醫師，但是中醫本來治療的方式有能量在裡面，再差也有一定的療效，有時候你自己都不理解它是怎麼起作用的，但就是有作用。

我們所在的波特蘭雖然是那麼小的城市，但生活品質比較高，畢業的醫科學生都想留在那兒工作，而且都比較忙。你只要稍微有個特點，提前六個月都沒有辦法預約。我感到很幸福，對中醫感興趣的人很多，而且願意從很遠的地方來求醫。

從我所理解的角度看，人是一種奇怪的動物，我們打從剛出生，嬰兒隨便怎麼弄，他的身體、思想都是非常柔軟的。你從外面給他灌輸一個模式，什麼可以做、什麼不可以做，他就會變成什麼樣子。現在我長到五十多歲了，覺得非常不好意思，我在二十幾歲，自己還是孩子的時候生了第一個孩子，把非常不成熟的觀念灌輸給孩子。

西方有一個研究，把一隻小貓放在一間屋子裡，牆上只有黑色和白色，三個月以後牠會認為世界就是這樣的，你把牠放出來，哪怕沒有黑白了，但牠看到的照樣是黑白。所以，關在監獄裡面的人十年以後會不適應外面的環境。我們也是，一輩子被某些觀念封閉起來。

我前面說了「德」，這個字非常有意思，因為「聽」字的一邊就跟「德」是一模一樣的。德就是我們聽到宇宙的聲音，然後照著做，這個就是德。但我們現在聽到的不是宇宙的聲音，而是別人的聲音，比如廣告的聲音，甚至是遊戲的聲音，我們怎麼能不生病呢？

所以我的觀點是，人最危險的是把思想禁錮在某個框框裡，為什麼道家認為病人到一定的程度會讓你去旅遊，去嘗試一些其他的方式，要跳出這個框框治療。

西方人有他的框框，老人有他的框框，中國人一到西方就很害怕寒氣，一脫鞋一定要把別的鞋穿上，不然馬上會感冒，但是西方人沒有這個概念，所以都是自己給自己找的麻煩。我們都是人，不是男的，不是女的，不是中國人，也不是西方人……完全開放，就不會留在某個框框裡。如果你因為自己是個德國人就很高傲，那你就把自己封閉在框框裡了，就會有很多限制你的東西。所以，我覺得非常幸福，最起碼我心裡沒有這樣的觀念。

致謝

感謝我的老師們：米晶子道長、仁表先生（雅克爺爺）、宋祚民先生、任林先生、李春會先生、李慧吉教授、武成教授、葛琦教授。

本書的主體部分，源於二〇一四年秋天在北京辛莊師範首屆師資班的《經典中醫概論》課程，感謝黃明雨老師的邀請和佟士林老師、鄧蘭女士的支持照顧。

附錄1是二〇一三年冬天在瑞士納沙泰勒《歐洲自然醫學論壇》上的發言，感謝斯理維老師的現場翻譯和黃劍的攝影、攝像。

附錄2是二〇一三年秋天在上海外灘三言舍的《經典中醫與現代社會》的對話，感謝薛史地夫教授和傅海吶教授的精彩發言，感謝主持人睢天舒女士。

感謝慧從盧溪和「國學中醫聽打群」的志願者一字一句聽打了所有的錄音，並做了初步的整理匯總。

感謝我的太太孫皓，我們一起討論合適的表達，她仔細校對，多次編輯，並且繪製圖片，配上優美的照片。

感謝我的父母，通篇閱讀，指出錯別字和需要修改之處。

感謝立品圖書主編柯祥河先生。

出版這本書的初衷，是希望給大家提供一些關於中醫和傳統文化的「知與行」的認識。

活在「有形有象」的現代人，學習和理解傳統中醫學，需要打開心胸，放下固見，嘗試體會和接受一個於我們有益的觀點：我們的世界，不僅僅只是物質，還有各種氣象萬千的能量和資訊。

如果能體會到「無形有象」和「無形無象」的東西，學中醫就容易了，也就沒有那麼多爭論和迷惑了。

一切都在眼前、當下，可知可覺、可觸可摸、可玩往來。

作為萬物之靈的人類，有其肉身、欲望、情感，也有能量、意識、精神。

這意味著我們與世界萬物和每個人的交流，絕不僅僅局限於肉體、知識和概念。

我們的生活是可以豐富多彩的，如果每個人的選擇能夠自主自知。

希望這本小冊子可以作為一個啟蒙讀物，願有興趣瞭解傳統中醫和傳統文化的朋友們學得輕鬆快樂。

李辛

二〇一七年八月四日

參與本書錄音聽打和文字整理人員

青蓮、韓萍、慧從盧溪、小木頭、安住心海、王銀霞、Jane、周慧、小米周、進樹、靈樞子、自在行、蘭宇、張遐、昨夜西風、黃磊、蝶兒、歐陽彩宏、窗外別名、任婧芝、黑貓、陳怡、周民、張曉傑、張建紅、乘宣、藍天白雲、桑尼、鹽開水、正清和、陳蔚、素玩子、川JYH-澄草、了了、螻蟻、蜀JYH-玄玄子、粵jyh-蒙耀武、陝JYH-深谷幽蘭、川JYH-Lynn、奕陽

BE0004

經典中醫精要

傳承自黃帝內經的天人合一養生觀

作　　者｜李辛
責任編輯｜于芝峰
協力編輯｜洪禎璐
內頁設計｜劉好音
封面設計｜柳佳璋
封面插圖｜ Freepik.com

發 行 人｜蘇拾平
總 編 輯｜于芝峰
副總編輯｜田哲榮
業務發行｜王綬晨、邱紹溢、劉文雅
行銷企劃｜陳詩婷
出　　版｜橡實文化 ACORN Publishing
地址：231030 新北市新店區北新路三段 207-3 號 5 樓
電話：(02) 8913-1005　傳真：(02) 8913-1056
網址：www.acornbooks.com.tw
E-mail 信箱：acorn@andbooks.com.tw

發　　行｜大雁出版基地
地址：231030 新北市新店區北新路三段 207-3 號 5 樓
電話：(02) 8913-1005　傳真：(02) 8913-1056
讀者服務信箱：andbooks@andbooks.com.tw
劃撥帳號：19983379　戶名：大雁文化事業股份有限公司

印　　刷｜中原造像股份有限公司
初版一刷｜ 2020 年 3 月
初版三刷｜ 2024 年 5 月
定　　價｜ 450 元
I S B N ｜ 978-986-5401-19-1

國家圖書館出版品預行編目（CIP）資料

經典中醫精要／李辛作. －初版. －臺北市：橡實文化出版：大雁出版基地發行，2020.03
352 面；23*17 公分
ISBN 978-986-5401-19-1（平裝）

1. 中醫

413　　109000365